Generis
PUBLISHING

Trypanosoma cruzi y enfermedad de Chagas. Con especial referencia a la problemática en Venezuela

Néstor Añez

Title: Trypanosoma cruzi y enfermedad de Chagas. Con especial referencia a la problemática en Venezuela

ISBN: 979-8-88676-464-2

Author: Néstor Añez

Cover image: www.pixabay.com

Publisher: Generis Publishing
Online orders: www.generis-publishing.com
Contact email: info@generis-publishing.com

Al Dr. DIEGO DÁVILA, In Memoriam,

Quien nos enseñó a analizar en su contexto,
la enfermedad de Chagas cardiaca, y a comprender que, en los
análisis clínicos, los valores están donde deben estar

Dedicatoria

En Honor a:
Carlos Chagas
José Francisco Torrealba

Dedicado a:
Carlos Diaz-Ungria,
Jose Vicente Scorza,
Percy C. C. Garnham,
Cecilia Dagert de Scorza,
Jose Witremundo Torreaba,
Hugo Antonio Carrasco

CONTENIDO

PRÓLOGO

El presente libro titulado *"Trypanosoma cruzi y enfermedad de Chagas, con especial referencia a la problemática en Venezuela"*, constituye la expresión tangible e inequívoca, de una amplia experiencia investigativa desarrollada en un extenso territorio de la geografía nacional, donde se describen los distintos componentes estructurales, la dinámica e interrelaciones de una de las endemias tropicales más extendidas en toda nuestra América y que, conforma en toda su integridad un verdadero problema de salud pública que afecta con mayor incidencia al campesinado venezolano, sin querer significar con ello, que la población urbana se encuentre libre de riesgo de esta infección parasitaria.

Se refiere con exultación, la amplia trayectoria nacional e internacional de este magnánimo y prolijo investigador de las ciencias biológicas que durante más de cuarenta (40) años se ha dedicado al estudio pormenorizado y detallado de parásitos de la familia **Trypanosomatidae** con especial referencia a **Trypanosoma rangeli** y **Trypanosoma cruzi** y, a la entidad nosológica generada por éste último en el hospedador humano, la enfermedad de Chagas, de muy amplia distribución en el continente y en nuestro país.

En el presente trabajo, Añez realiza un abordaje integral y muy complejo de la problemática de la tripanosomiasis americana en su ciclo natural o selvático, hace referencia a la biología del protozoario y sus transmisores, a sus reservorios naturales, condiciones ecológicas favorables para el mantenimiento de esta protozoosis, la infección en el hospedador humano donde puntualiza las alteraciones fisiológicas generadas en la economía morfofuncional humana. Asímismo, menciona, analiza y detalla las técnicas diagnósticas inmunológicas y moleculares disponibles, los aspectos ecoepidemiológicos relacionados con la infección, la infección inaparente y el manejo terapéutico de la infección chagásica.

Este enfoque integrado, con una visión de problemática compleja, ha permitido un abordaje particular y, si se quiere, ecléctico de esta infección parasitaria, donde la relación parásito-hospedador confiere y, de alguna manera, determina el rumbo o la evolución futura de esta protozoosis en el hospedador humano, eludiendo intencionalmente los esquemas tradicionales de presentación de las enfermedades tropicales.

El autor con su particular visión, producto de las innumerables investigaciones realizadas por él y su equipo en la pangeografía nacional, introyecta en el lector la pasión, que durante su largo y exitoso periplo campo-laboratorio-aula ha acompañado la vida, el trabajo y la dedicación de este ínclito investigador, siempre con el objetivo de dilucidar la compleja e histórica trama que ha hecho de esta infección parasitaria una de las endemias tropicales más extendida, mortal y discapacitante en todo el territorio Suramericano, lo que convierte el presente libro en un material de obligatoria consulta para estudiantes de pre y posgrado de ciencias biológicas y de ciencias de la salud o de investigadores noveles con la intención de incursionar en este campo del saber.

La versatilidad del investigador, su agudo sentido de la observación y su amplísima experiencia en ésta y otras endemias tropicales, hacen del presente trabajo una pieza muy densa y profunda en contenido, escrita con una pluma admirable que ha cosechado un sinfín de reconocimientos nacionales e internacionales.

Dr. José Yancarlos Yépez Hurtado, MD, M.Sc., DCM

Exrector Universidad Nacional Experimental "Francisco de Miranda"

1. Breve prólogo sobre la Enfermedad de Chagas. A Manera de Presentación

Transcurrían los primeros años del siglo XX cuando Carlos Ribeiro Justiniano Chagas (1878-1934) un joven médico brasilero fue enviado en misión a Lassance, una pequeña ciudad del estado de Minas Gerais, Brasil, para controlar un brote de malaria que estaba afectando a trabajadores que construían vías para el ferrocarril. Además de controlar el brote de paludismo, Carlos Chagas describió en una serie de trabajos clásicos elementos clínicos, parasitológicos y anatomopatológicos característicos de la fase aguda de una nueva entidad mórbida, la cual posteriormente sería reconocida en su honor como enfermedad de Chagas y su símil tripanosomiasis americana. Fue tan monumental la obra de este insigne investigador que en una sola pieza hizo la descripción del agente causal, identificado como *Trypanosoma (Schizotrypanum) cruzi*, reconoció los transmisores en los insectos Reduviidae de la subfamilia Triatominae, concibió el ciclo natural del parásito, incriminó reservorios mamíferos, además de reconocer y describir las principales manifestaciones clínicas de la enfermedad en el hombre, llegando asimismo, a hacer importantes aportes epidemiológicos reconociendo los principales factores de riesgo en la transmisión de la parasitosis e indicando su distribución geográfica (Chagas, 1909). Posteriormente, durante la década de los años 30 del mismo siglo, Mazza (1936) en Argentina detecta la endemia estudiando cientos de casos agudos, y Romaña (1935) describe el llamado complejo oftalmo-ganglionar, un edema bipalpebral conocido desde entonces como signo de Romaña, lo cual permitió en lo sucesivo descubrir gran cantidad

8

de pacientes agudos en localidades de Argentina, Uruguay y Brasil (Talice et al., 1940; Martins et al., 1940). El conocimiento de la dolencia pronto se extendió a otros países de la región Latinoamericana (Días et al., 1946).

En Venezuela el hallazgo e identificación de *Trypanosoma cruzi*, agente etiológico de la tripanosomiasis americana, fue registrado por Tejera (1919) en ejemplares de *Rhodnius prolixus* naturalmente infectados. Aunque este autor reconoce la existencia de la enfermedad de Chagas en pobladores de localidades rurales del país, es durante la década de 1930 cuando José Francisco Torrealba se percata de la magnitud de la presencia y severidad de la dolencia en ciertas regiones de Venezuela (Torrealba, 1940).

Durante las últimas ocho décadas, el contenido de los artículos originales de Carlos Chagas ha sido una constante fuente de inspiración para investigadores interesados en el estudio de *T. cruzi* y la tripanosomiasis americana, y cuanto se ha escrito y discutido sobre la enfermedad que lleva su nombre, salvando aquellos espacios dedicados al conocimiento adquirido mediante las nuevas tecnologías, tiene la impronta del sabio maestro brasilero. Asimismo, desde la descripción original de *T. cruzi* hace más de 100 años, miles de artículos relacionados con el parásito y con la enfermedad de Chagas han sido publicados por la comunidad científica internacional que, esparcida por todos los rincones del globo, siente atracción por los apasionantes temas que ofrece el indisoluble binomio expresado en las características biológicas del protozoario y su efecto en el hospedador humano. Así, los clásicos métodos parasitológicos en armónica combinación con nuevos conocimientos producto del esfuerzo biotecnológico a todos los niveles, ha permitido el desarrollo en áreas de la biología molecular, la bioquímica, la inmunología y la patología, teniendo como modelos experimentales a *T. cruzi* y su efecto en el hospedador humano, la enfermedad de Chagas. Sin embargo, a pesar del conocimiento científico adquirido a través de los años y ciertas iniciativas de control para reducir la transmisión en algunos países, la enfermedad de Chagas continua siendo una de las parasitosis más relevantes, por ser un problema ancestral en las regiones endémicas de la América desfavorecida y por su potencial emergencia en las regiones no endémicas del mundo, como un efecto globalizante dada las constantes migraciones de individuos infectados, como consecuencia de las facilidades brindadas por las rápidas vías de movilización actual, o por la esperanza de mitigar sus necesidades producto de la desatención en sus propios países.

Por otra parte, la circunstancia de no existir en la actualidad vacuna contra *T. cruzi*, ni drogas suficientemente eficaces que actúen sobre la fase tisular del parásito, aunado a las dudas sobre mecanismos de interacción parásito-hospedador, hace del tema un atractivo especial para investigar y estudiar con mayor profundidad, echando mano de las herramientas biotecnológicas actuales.

Finalmente, aunque la desaparición física de Carlos Chagas sucedió siendo muy joven y con mucho más potencial para legar al mundo científico, nunca imaginó la gran extensión del conocimiento legado sobre la enfermedad que lleva su nombre y el cual se extendió por toda Latinoamérica primero y actualmente por todo el mundo científico.

Por las razones expuestas en este apretado resumen histórico, este mensaje está dirigido fundamentalmente a jóvenes estudiosos de las parasitosis tropicales y en especial la tripanosomiasis americana, en sus carreras sobre ciencias de la salud. Se pretende con esto invitar a las nuevas generaciones a descubrir la magia dejada por este insigne investigador y que, junto a la fresca curiosidad y naciente sensibilidad, transiten por el sendero de las dudas en busca de la razón de ser del conocimiento conquistado y utilizarlo para evitar el sufrimiento del pueblo menos favorecido, quien siempre estará a la espera del producto generado que le permita mitigar las penas legadas por la violación del hombre a la virgen naturaleza y por su osadía de interponerse entre las estables biocenosis naturales.

El Autor

2. *Trypanosoma cruzi*

INTRODUCCION GENERAL

Trypanosoma cruzi, agente causal de la enfermedad de Chagas, es un protozoario digenético, que alterna su ciclo de vida entre hospedadores vertebrados, mamíferos de por lo menos ocho órdenes considerados reservorios, y hospedadores invertebrados, que actúan como transmisores, constituidos por insectos hemípteros hematófagos pertenecientes a especies de la subfamilia Triatominae, familia Reduviidae. Este parásito está ubicado en la sección estercoraria de los tripanosomas de mamíferos, los cuales se caracterizan por la transmisión de las formas infectivas por la vía contaminativa o posterior, asociadas a las deyecciones del insecto transmisor (Hoare, 1972). Biológicamente *T. cruzi* ha despertado el interés de muchos investigadores por ser el agente etiológico de una grave enfermedad de gran importancia en muchos países de Latinoamérica, que paulatinamente se extiende hacia otras regiones no endémicas del mundo, además de constituir excelentes modelos para estudiar aspectos biológicos básicos relacionados con la bioquímica y la biología molecular (de Souza, 2000).

2.1. *Ubicación taxonómica*

La utilización de métodos morfológicos, asociados a metodología bioquímica y molecular ha permitido a los taxónomos, a pesar de las discordancias, proponer la utilización del término Protista para englobar todos los protozoarios. Asimismo, existe consenso para reconocer el reino Protozoa (Goldfuss, 1818), en el cual se incluye el bien definido

Phylum Euglenozoa (Cavalier-Smith, 1981) comprendiendo dentro de los taxones que lo integran a la clase Kinetoplastidea (Honigberg, 1963). En esta clase se ubica el orden Trypanosomatida (Kent, 1880) el cual contiene la familia Trypanosomatidae (Doeflein, 1901) en la que se encuentra el género *Trypanosoma* (Gruby, 1843) al cual pertenece el subgénero *Schizotrypanum* (Chagas, 1909) y la especie *Trypanosoma cruzi* Chagas, 1909. Para complementar la ubicación de *Trypanosoma cruzi,* es necesario mencionar la clasificación propuesta por Hoare (1972) basado en el comportamiento del parásito en sus vectores, en la cual se incluye a los tripanosomas que se desarrollan completamente en el tubo digestivo del insecto transmisor completando su ciclo con la producción de formas metacíclicas infectivas en la parte terminal y para lo cual el autor propuso la sección estercoraria, dejando explícitamente indicado que la misma no tiene carácter taxonómico. Aunque el interés en esta oportunidad es tratar de dar algunas nociones sobre la ubicación taxonómica de *T. cruzi,* para los interesados en ampliar conocimiento sobre características de los protistas en general se recomienda consultar Corliss (1994). En resumen, la ubicación taxonómica de *T. cruzi* es como sigue:

Reino: Protozoa (Goldfuss, 1818)

Phylum: Euglenozoa (Cavalier-Smith, 1981)

Clase: Kinetoplastidea (Honigberg, 1963)

Orden: Trypanosomatida (Kent, 1880)

Familia: Trypanosomatidae (Doeflein, 1903)

Género: *Trypanosoma* (Gruby, 1843)

Subgénero: *Schizotrypanum* (Chagas, 1909)

Especie: *Trypanosoma cruzi* Chagas, 1909

2.2. Formas evolutivas de *Trypanosoma cruzi*

T. cruzi tiene un ciclo de vida complejo y adopta diferentes formas en su evolución con características propias que reflejan la adaptación a los distintos hábitats (Hoare et al., 1966). Como otros Trypanosomatidae, *T. cruzi* cambia de forma durante su ciclo de vida siendo este cambio dramático cuando pasa del hospedador mamífero al triatomino vector involucrando esto desde formas no infectivas hasta otras altamente infectantes, lo cual refleja la ocurrencia de un proceso biológico reconocido como transformación o diferenciación. Las principales formas reconocidas durante el desarrollo de *T. cruzi* son: tripomastigote, epimastigote y amastigote, las cuales se distinguen de acuerdo a la posición del kinetoplasto con respecto al núcleo y a la presencia de flagelo libre. En la Fig.1 se esquematiza cada una de las formas mencionadas con la finalidad de que sean diferenciadas en muestras tomadas de los diferentes hospedadores.

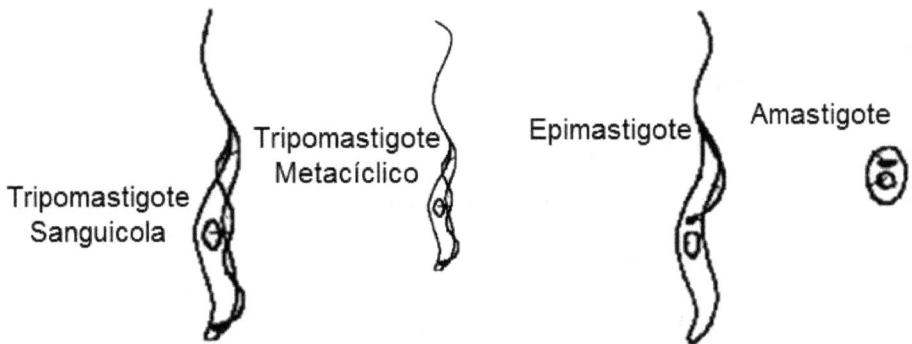

Fig. 1. Esquema mostrando morfotipos de *Trypanosoma cruzi* detectados durante su desarrollo.

Epimastigote: Formas alargadas de aproximadamente 20 μm en la que el flagelo se origina próximo al núcleo y en posición yuxtanuclear, emergiendo por un costado del cuerpo del parásito, el mismo arrastra la membrana citoplasmática en un corto trayecto dando la imagen de una membrana ondulante corta que se libera por el extremo anterior del parásito (Esquema de la Fig.2). Este estadio se desarrolla en el insecto transmisor y en medios de cultivo constituyendo una de las formas proliferativas del parásito (Fig.2)

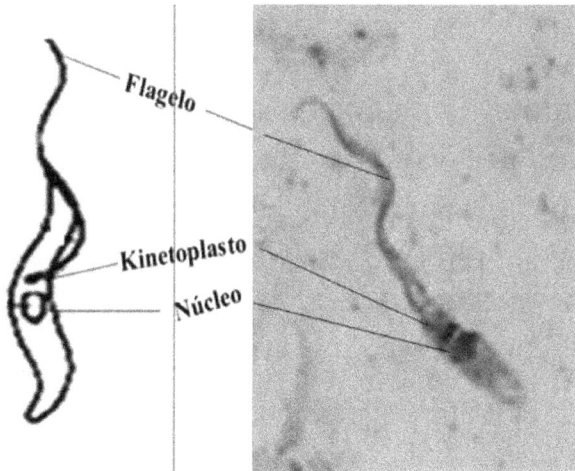

Fig.2. Forma epimastigote de *Trypanosoma cruzi* detectada en cultivo *in vitro* y en el tracto digestivo de triatominos transmisores. Se incluye esquema con sus partes para reconocimiento. Foto N. Añez.

Amastigote: Formas esféricas u ovaladas de aproximadamente 2-5μm de diámetro, constituidas morfológicamente por tres estructuras fundamentales núcleo, kinetoplasto y rudimento de flagelo (Esquema de Figura 3). Este estadio morfológico representa la forma de multiplicación intracelular del parásito en el hospedador mamífero, observándose como nidos de parásitos reconocidos como pseudoquistes dentro de la célula hospedadora.

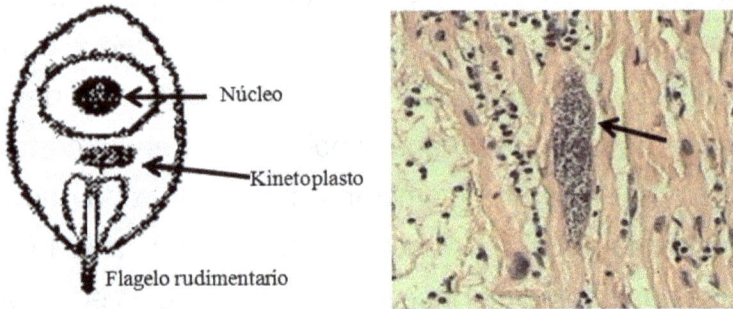

Fig.3. Esquema de un amastigote de *Trypanosoma cruzi*. Se incluye fotografía de corte de corazón mostrando nidos de amastigotes (Flecha).

Tripomastigote: Forma alargada de aproximadamente 20 µm, caracterizada por presentar el kinetoplasto situado posterior al núcleo, con el flagelo próximo al kinetoplasto emergiendo por un costado del cuerpo del parásito en dirección anterior creando la imagen de una membrana ondulante de importante extensión (Esquema en Fig.4). Este estadio se encuentra presente en el hospedador mamífero circulando en el torrente sanguíneo, en

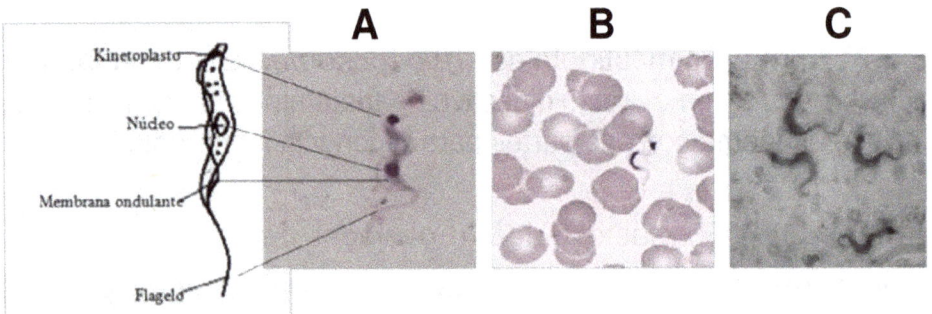

Fig.4. Tripomastigote de *Trypanosoma cruzi* detectado en líquido pericárdico (A), en circulación de paciente chagásico en fase aguda (B) y metacíclicos en ampolla rectal de triatomino (C). Se incluye esquema de tripomastigote indicando sus partes. Coloración de Giemsa. Fotos colección N. Añez.

líquido pericárdico y otros fluidos, y en la ampolla rectal del insecto transmisor, siendo reconocidos como tripomastigote sanguícola y tripomastigote metacíclico, constituyendo las formas infectivas para el insecto y el vertebrado, respectivamente (Fig.4).

2.3. Nociones sobre genética de *Trypanosoma cruzi*

El genoma de *T. cruzi* se encuentra distribuido en dos compartimentos celulares bien definidos, el núcleo y el kinetoplasto, esta última organela considerada como una mitocondria especializada en los organismos de la clase Kinetoplastidea. Igual que en todo tripanosomatidae, en *T. cruzi* la mitocondria, reconocida como kinetoplasto, es una organela con características peculiares en la cual se alberga una compleja red de moléculas circulares identificadas como ADN del kinetoplasto (ADNk). El contenido de ADN en este organismo ha sido estimado a través de muchas y variadas metodologías, mostrando que el contenido de ADN total (ADNn + ADNk) varía entre aislados y/o clones del parásito, habiéndose detectado variaciones incluso entre clones de un mismo origen (Da Silveira, 2000). La concentración de ADN de *T. cruzi,* se estima entre 0,125 a 0,330 pico gramos (pg), representando el ADNk 16 a 30 % del ADN total. En general, el tamaño del genoma de *T. cruzi* está constituido por 100-200 millones de pares de bases (pb), siendo relativamente superior al tamaño del genoma de otros protozoarios parásitos, aunque significativamente menor al del genoma humano el cual posee 3.000 millones de pb (Da Silveira, 2000).

Genéticamente, *T. cruzi* ha sido reconocido como un organismo heterogéneo, cuyas poblaciones difieren entre sí según criterios morfológicos, metabólicos, fisiológicos y bioquímicos, habiéndose asociado su elevado grado de diversidad a la necesidad evolutiva de adaptación a una gran gama de hospedadores.

Sin embargo, el análisis desde el punto de vista genético de este parásito se torna mucho más complejo considerando que algunos autores sostienen que estos organismos no poseen reproducción sexual (Morel et al., 1986, Tibayrenc et al., 1986, Thompson & Lymbery, 1990), mientras otros afirman haber detectado recombinación genética durante su ciclo biológico (Carrasco et al.,1996), razón por lo cual resulta difícil utilizar para *T. cruzi* los conceptos de especiación, en un estricto sentido biológico. A pesar de lo anterior, el concepto de cepa en *T. cruzi* se ha venido utilizando en la literatura para definir un aislado del parásito obtenido de diferentes fuentes, incluyendo pacientes humanos, mamíferos silvestres o domesticados y/o triatominos infectados transformándose, por costumbre de su uso, en un concepto operacional sin ningún rigor taxonómico, aunque de mucha utilidad para los investigadores quienes las caracterizan con diferentes metodologías (Morel et al., 1980, Miles et al., 1986). El uso de nuevas metodologías ha permitido detectar marcadores genotípicos polimórficos, un tipo de polimorfismo que resulta de la variación en la secuencia de ADN reconocida por las enzimas de restricción (Ej. Fragmentos de restricción de longitud polimórfica -RFLP- por sus siglas en inglés- y amplificación aleatoria de ADN polimórfico- RAPD- por sus siglas en inglés, los cuales han confirmado la heterogeneidad genética de *T. cruzi* utilizando métodos biológicos y bioquímicos. Todo lo anterior ha permitido reconocer en las poblaciones de *T. cruzi* grupos filogenéticos divergentes reconocidos como linajes (Souto et al., 1996). Mediante el uso de marcadores nucleares dimórficos y siguiendo la amplificación, por ensayos de reacción en cadena de la polimerasa (PCR - por sus siglas en inglés) de una secuencia de 110-125 pb de ARN ribosomal 24Sa y utilizando una secuencia de 300-350 pb situada en el espaciador intergénico de genes del miniexón, fue posible llegar al agrupamiento de aislados de *T. cruzi* en dos grandes grupos o linajes filogenéticos reconocidos, en un primer intento, como Tc I y Tc II (Souto,1996) encontrándose éstos indistintamente en aislados de casos humanos, en especies de insecto transmisores y de mamíferos domesticados y silvestres (Añez et al., 2009a). Posteriormente, Brisse et al (2001) sugieren una subdivisión de linaje *T. cruzi* II (Tc II) en 5 subtipos (IIa, IIb, IIc, IId, IIe) utilizando genes del miniexón y de las dos subunidades del ARN ribosomal, basándose en la variabilidad genética encontrada en los aislados de este grupo.

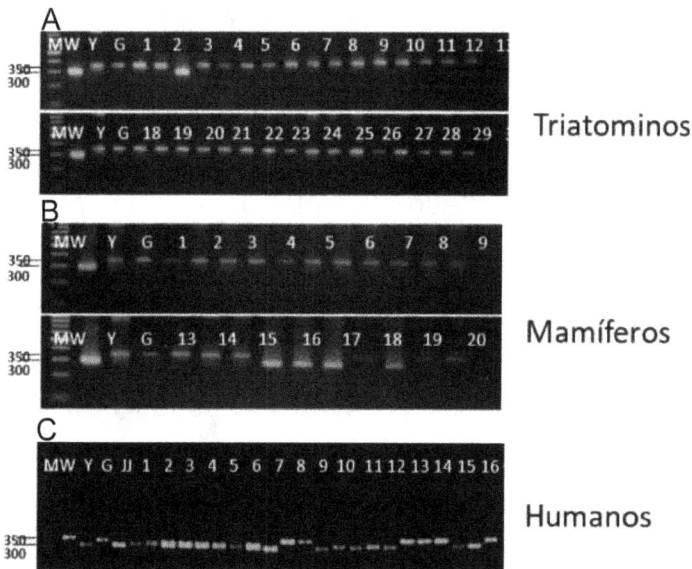

Fig. 5. Detección de linajes de *Trypanosoma cruzi* en aislados de diferentes fuentes. Nótese la diferencia entre aislados de referencia: G(TcI), Y(TcII) y la identificación de aislados de triatominos, mamíferos y humanos. Foto: N. Añez.

Mas recientemente un grupo de investigadores, considerados como especialistas, realizaron un consenso para proponer una nueva nomenclatura basados en marcadores moleculares, sugiriendo unidades discretas de tipaje (DTU-por sus siglas en inglés) de *T. cruzi*, lo cual paulatinamente se ha venido aceptando en la literatura relacionada con este tópico. En este respecto, hasta el presente han sido reconocidas siete DTUs (DTU I - DTU VI + Tc bat) con sus características genéticas particulares provenientes de diferentes fuentes y origen geográfico, cuya relación con sus hospedadores vertebrados e invertebrados y sus variaciones bioquímicas y moleculares son objeto de intenso estudio en diferentes laboratorios especializados (Zingales et al., 2009, 2012).

2.4. Transmisores de *Trypanosoma cruzi*

T. cruzi es naturalmente transmitido por insectos hematófagos del orden Hemíptera, familia Reduviidae, subfamilia Triatominae, los cuales se distribuyen desde la Patagonia Argentina a 56°S hasta Estados Unidos a 41°N (Wendel & Gonzaga, 1993). Hasta el presente se han descrito alrededor de 120 especies de triatominos, las cuales exhiben diferentes hábitos y aunque potencialmente vectoras de *T. cruzi*, pocas son consideradas como importantes desde el punto de vista epidemiológico, habiendo consenso sobre aproximadamente 12 especies incriminadas como transmisoras de la infección al hombre, dada su capacidad de invadir y reproducirse dentro del domicilio humano (Días et al., 2002). La mayoría de las especies triatominas persisten en sus nichos ecológicos naturales en asociación con vertebrados silvestres albergando *T. cruzi*, manteniendo en equilibrio las biocenosis conformadas con estos, lo cual favorece la circulación y mantenimiento de la parasitosis con características específicas para cada foco zoonótico. La irrupción de la especie humana y la intervención de los nichos naturales producto del comportamiento antropogénico, hace que el equilibrio biocenótico se rompa ocurriendo la paulatina adaptación de los triatominos, con su carga parasitaria, a los ambientes domiciliares creados por el hombre dando lugar al aparecimiento de infecciones en el contingente humano que invade los ámbitos naturales. La potencialidad de los triatominos como transmisores de *T. cruzi* es considerada mucho mayor que las detectadas en los vectores de otras parasitosis como malaria o leishmaniasis, tomando en consideración que en estas últimas sólo hembras adultas de anofelinos o flebotominos son hematófagas y capaces de transmitir infecciones por *Plasmodium o Leishmania,* respectivamente. La razón de esta aseveración obedece a que en las especies triatominas tanto los estadios ninfales como los adultos de ambos sexos son hematófagos obligados. En este sentido, es necesario mencionar que los triatominos son organismos hemimetábolos, es decir, llevan a cabo durante su ciclo de vida una metamorfosis que incluye, luego de la eclosión de los huevos, 5 estadios ninfales antes de su transformación en adultos, siendo necesario para provocar el cambio de estadio, al menos, una ingesta sanguínea. En la fig. 6 se ilustra, como ejemplo, las fases de desarrollo de *Rhodnius prolixus*, especie importante en la transmisión de *T. cruzi* en localidades de algunos países de sur y centro América.

Rhodnius prolixus Stal, 1859

NINFAS   ADULTOS

Huevos   I   II   III   IV   V   Macho   Hembra

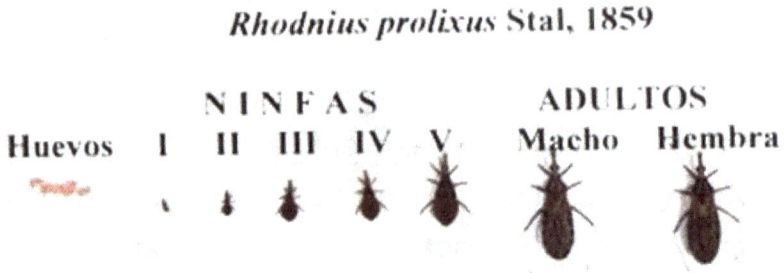

Fig.6. Fases de desarrollo de *Rhodnius prolixus*. (Foto: N. Añez).

La importancia de las especies triatominas, transmisoras de *T. cruzi*, está determinada por su capacidad para adaptarse al domicilio humano o sus alrededores, aumentando la posibilidad de alcanzar al hombre y alimentarse con su sangre con la consecuente producción de la tripanosomiasis o enfermedad de Chagas. Las principales especies consideradas como transmisoras en las regiones endémicas de centro y sur América se ubican en los géneros *Triatoma, Rhodnius y Panstrongylus*.

En Venezuela se han registrado como principales vectores de *T. cruzi*, las especies *Rhodnius prolixus, Triatoma maculata y Panstrongylus geniculatus* (Gamboa, 1974). *R. prolixus* comparte indistintamente su hábitat selvático con adaptación intradomiciliar y se estima que es responsable de 69 % de los casos de transmisión. *T. maculata*, especie primordialmente peridoméstica, común en corrales y gallineros, aunque frecuentemente incursiona el domicilio en busca de alimento que ofrecen animales domesticados y otros asociados a la vivienda humana. La proporción de infección por *T. cruzi* puede alcanzar cerca del 30%. *P. geniculatus* se encuentra más frecuentemente en ambientes selváticos y/o peridomésticos, por lo que su importancia como vector pareciera relativamente menor que el de las especies antes mencionadas. Sin embargo, recientes hallazgos parecieran dar fe de la importancia potencial que *P. geniculatus* tiene como transmisor en áreas consideradas no endémicas para la enfermedad de Chagas, al haber sido detectado con considerables infecciones en domicilios de ciudades que nada se parecen a las condiciones rurales descritas como típicas para esta dolencia (Reyes & Rodríguez, 2000, Añez et al., 2005, 2021a, Alarcón de Noya et al., 2010, Carrasco et al., 2014).

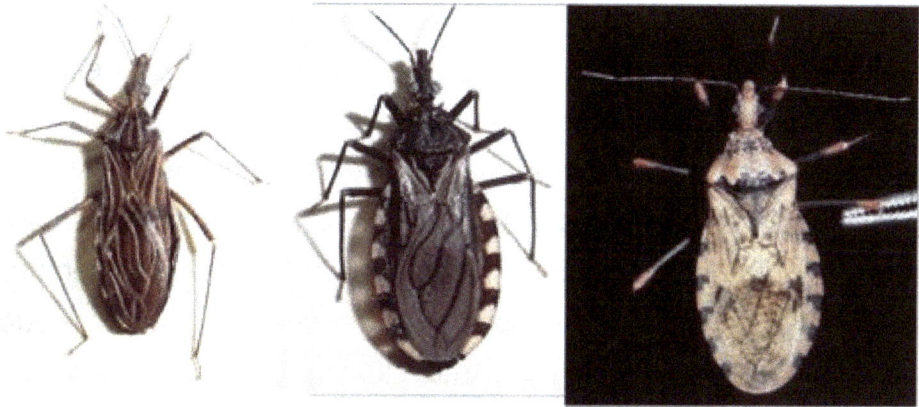

Rhodnius prolixus   Triatoma maculata Panstrongylus geniculatus

Fig. 7. Especies triatominas reconocidas como transmisoras de *Trypanosoma cruzi* en Venezuela (Fotos: colección N. Añez).

2.5. Hospedadores vertebrados de *Trypanosoma cruzi*

El hábitat de cualquier parásito está constituido por sus hospedadores y en ellos, los diferentes tejidos representan los nichos explorables. De esta forma, cuanto mayor sea la diversidad de nichos o micro hábitats que un parásito pueda colonizar, mayor será su adaptabilidad a sus hospedadores. *T. cruzi* ha demostrado ser un ejemplo de organismo con una amplia adaptabilidad, dada su capacidad de infectar y multiplicarse en casi todos los tejidos de sus diversos hospedadores (Herrera, 2010, Añez & Crisante, 2021b). En relación con el hospedador mamífero el comportamiento biológico de *T. cruzi* lo define como un parásito paninfectivo, capaz de invadir y establecerse en cualquier clase de células incluyendo aquellas de origen ectodérmico, mesodérmico o endodérmico, lo cual demuestra su alto grado de adaptabilidad a los diferentes tejidos producto de su largo historial evolutivo (Añez, 1977, Añez et al, 2015a, Añez & Crisante, 2021b). Asimismo, la relativamente fácil adaptación a diferentes hospedadores refleja el éxito ecológico de esta especie. En este respecto, numerosos investigadores han registrado la presencia de *T. cruzi* en una gran variedad de animales domésticos, peridomésticos y silvestres que actúan como reservorios del parásito, lo cual indica el mantenimiento de la biocenosis bajo diferentes condiciones garantizando su perpetuación como especie, a juzgar por su alta valencia ecológica (Añez, 2021c). Es bien conocido que una vez invadidos por el hombre los ecotopos naturales, los ciclos silvestres y domiciliarios se encuentran vinculados con el movimiento de animales infectados entre los focos naturales y los ecotopos artificiales, asegurando el flujo del parásito hacia los domicilios humanos. Así como se indicó previamente sobre la adaptación de *T. cruzi* a triatominos que le sirven como vectores, también entre los mamíferos que actúan como reservorios, se incluye una gran cantidad de especies pertenecientes a los órdenes Marsupialia, Xenarthra, Rodentia, Carnívora, Artiodactyla, Perisodáctila, Lagomorpha y Primate, de común circulación en localidades endémicas de Latinoamérica (Zeledón, 1974, Herrera, 2010).

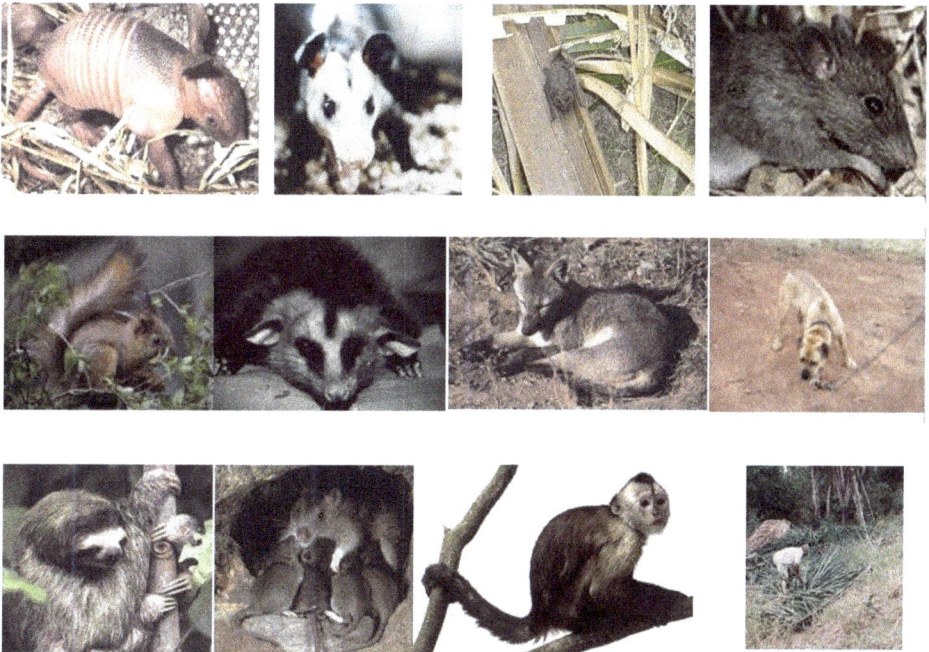

Fig.8. Especies mamíferas que sirven como reservorio de *Trypanosoma cruzi.*

2.6. Ciclo biológico de *Trypanosoma cruzi*

El conocimiento actual sobre el ciclo vital de *T. cruzi* está sustentado en observaciones realizadas a nivel experimental utilizando modelos vertebrados (diferentes especies de mamíferos) e invertebrados (especies triatominas de diversos géneros) para hacer seguimientos sistemáticos sobre el desarrollo de aislados del parásito obtenidos de fuentes y orígenes geográficos diversos. La combinación de métodos parasitológicos clásicos con técnicas producto de la aplicación de nuevas tecnologías y la obtención de resultados reproducibles en diferentes latitudes, ha permitido la aceptación consensual del desarrollo ontogénico de *T. cruzi* observado bajo condiciones controladas de laboratorio. Para tener una idea general sobre el desarrollo de *T. cruzi* en sus hospedadores vertebrados e invertebrados, se resumen separadamente ambos ciclos:

2.7. Desarrollo de *Trypanosoma cruzi* en triatominos

En general, la transmisión de *T. cruzi* ocurre durante la alimentación sanguínea del triatomino sobre un mamífero infectado. En este acto el insecto ingiere tripomastigotes sanguícolas circulantes, los cuales una vez en el tracto digestivo experimentan dos procesos biológicos básicos conocidos como transformación y multiplicación. A medida que avanza el tiempo post ingesta, los flagelados se desplazan por las diferentes porciones del tracto hasta invadir la ampolla rectal donde se concentra el producto de la metaciclogénesis, constituido por tripomastigotes metacíclicos reconocidos como formas infectantes para otro vertebrado una vez el triatomino lo procure para alimentarse y eyecte sobre éste las heces con las formas infectivas (Fig.9). Cuando se realizan observaciones en muestras tomadas de las partes que conforman el tubo digestivo (estomago, intestino medio, posterior y ampolla rectal) de triatominos disecados a diferentes períodos post infección, se detectan las distintas formas del parásito durante su desarrollo, incluyendo tripomastigotes sanguícolas durante la fase temprana de la infección, además de amastigotes, esferomastigotes, epimastigotes, tripomastigotes no metacíclicos y metacíclicos, bien en el lumen del tracto intestinal o adosados a la superficie del epitelio del intestino medio y posterior como ocurre con los epimastigotes. La secuencia del desarrollo indica que una vez ingeridas las formas sanguícolas, éstas sufren transformaciones iníciales en el estómago hasta epimastigotes y/o esferomastigotes. Transcurridos los primeros tres días, se detecta una gran cantidad de formas en división y un mayor número de epimastigotes en todo el intestino, siendo la forma predominante hasta los 21 días post infección. El aparecimiento de las formas metacíclicas infectantes, aunque visibles desde los días 12-15, se hace significativamente mayor a partir de los 18 días post ingesta, concentrándose en el intestino posterior y en la ampolla rectal y haciéndose predominante entre los 30 y 45 días post infección (Fig.9). En la figura anexa se observa la secuencia morfológica de *T. cruzi* mostrando su transformación en el tubo digestivo de *R. prolixus* a diferentes períodos después de la ingesta infectante. Se incluye, además, la disección de la ampolla rectal y la cantidad de formas metacíclicas infectantes. Asimismo, se muestra un ejemplar alimentándose sobre un vertebrado detectándose el contenido fecal mezclado con las formas infectivas para un nuevo hospedador. La composición gráfica intenta ilustrar el desarrollo de *T. cruzi* en un triatomino vector incluyendo desde la ingesta de las formas sanguícolas circulantes en el hospedador mamífero hasta el producto final del ciclo con la producción de metacíclicos infectantes para otro hospedador.

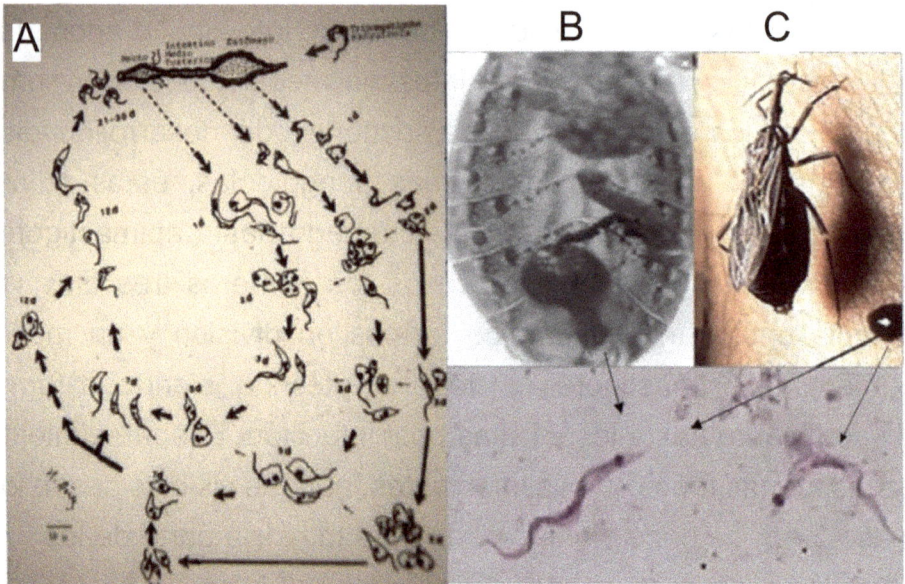

Fig.9. Secuencia morfológica durante el desarrollo de *Trypanosoma cruzi* en el tracto digestivo de *Rhodnius prolixus* (A). Nótese disección del tubo digestivo mostrando la ampolla rectal (B) y un espécimen adulto alimentándose y defecando sobre vertebrado (C). Flecha en B y C indica presencia de formas metacíclicas.

2.8. Desarrollo de *Trypanosoma cruzi* en el hospedador mamífero

Cuando un triatomino parasitado se alimenta sobre un hospedador susceptible, éste elimina con sus deyecciones las formas metacíclicas infectivas del parásito (Fig.9 C), las cuales pueden penetrar por mucosa o piel, alcanzando la célula hospedadora luego de interactuar con receptores localizados en la membrana plasmática (Colli & Manso, 1999; Do Campo & Moreno, 1996).

2.9. *Trypanosoma cruzi:* encuentro y penetración en la célula hospedadora

Recientemente se ha establecido que los factores fundamentales involucrados en el tropismo de *T. cruzi* lo constituyen el parásito y la célula hospedadora (Manoel-Caetano & Silva, 2007) y que la activación del tropismo parece depender de glicoproteínas de superficie cuya presencia despliega una actividad diferencial en las señales del ion Ca^{2+} (Ruiz et al. 1998, Acosta-Serrano, 2001, Silva-Pereira et al., 2019). Brevemente, para iniciar la comunicación con las células del hospedador mamífero, las formas tripomastigotes de *T. cruzi* requieren establecer contacto entre sus ligandos y los receptores de la célula hospedadora. Los niveles de expresión de los ligandos del parásito pueden ser un determinante importante del tropismo celular. La señalización mediada por iones de Ca^{2+} son disparadas desde los tripomastigotes activando la célula hospedadora promoviendo la movilización de iones de Ca^{2+} desde la reserva intracelular en el retículo endoplásmico. El incremento de la concentración de calcio liberado en el citoplasma de la célula hospedadora provoca el reclutamiento local de lisosomas hacia la membrana plasmática a través de microtúbulos que unidos a la membrana forman una vacuola parasitófora derivada de los lisosomas. La exposición de los tripomastigotes al ambiente ácido de la vacuola lisosomal, facilita la actividad de *T. cruzi* para generar moléculas perforadoras que producen rompimiento de la vacuola. Asimismo, el pH ácido del medio actúa como activador de la diferenciación de tripomastigotes en amastigotes, proceso que comienza dentro de la vacuola y termina en el citoplasma de la célula hospedadora. Luego de la ruptura de la vacuola parasitófora, los tripomastigotes son liberados en el citoplasma donde concluye la diferenciación en amastigotes, los cuales comienzan a dividirse aproximadamente 24 horas luego de la infección. Los amastigotes se multiplican por fisión binaria diferenciándose más tarde en tripomastigotes mediante el proceso de elongación, siendo liberados en el espacio intercelular como consecuencia de la ruptura de la célula hospedadora, infectando células vecinas o invadiendo el torrente sanguíneo (Burleigh & Wolsey, 2002). Una vez completado el primer ciclo aquí relatado y los nuevos tripomastigotes invaden el torrente circulatorio un proceso similar se repite en diferentes tejidos y órganos que cumplan con las condiciones antes descritas independientemente del origen de la célula hospedadora o del genotipo de *T. cruzi* (Fernandes & Andrews, 2012, Silva-Pereira et al., 2019, Añez & Crisante, 2021b).

En la Fig.10 se presenta el proceso de penetración tisular observado en animales experimentales sometidos a infecciones con diferentes aislados del parásito (DTU), formas (sanguícolas y metacíclicas), vías de inoculación (SC, ID, IP) y tamaños de inóculos, para su mejor comprensión. En la misma se puede apreciar la capacidad invasiva de *T. cruzi* a los diferentes tejidos, independientemente de su origen endodérmico, mesodérmico o ectodérmico, lo cual demuestra el carácter paninfectivo de esta especie en el hospedador mamífero.

Como consecuencia del proceso anterior, el futuro del perfil clínico de pacientes que sufren la enfermedad de Chagas parece decidirse en esta fase inicial de la infección debido a la falta de respuesta inmune por parte del hospedador, la cual se desarrollará tiempo después que el hospedador logre reconocer la presencia de los tripomastigotes que sucesivamente serán liberados desde los diferentes ciclos completados en los distintos tejidos invadidos por el parásito (Añez & Crisante, 2021b).

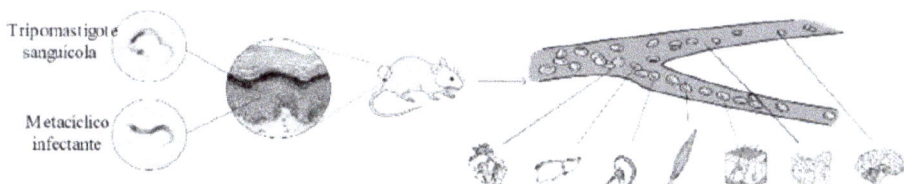

Aislados de T. cruzi	DTU	Forma infectiva de T. cruzi	Inóculo	Via de infección	Tiempo de disección	Corazón	Hígado	Bazo	Musculo esquelético	Piel	Intestino	Cerebro
EP-Clon-6	I	Sanguicola*	15x10⁴	Sc	Diario	+++	+	++	+++	+++	+	+
Cepa Y	II	Sanguicola*	15x10⁴	Sc	Diario	++	+	+++	+++	+++	+	-
DM-1	I	Metaciclicos**	5x10³	ID	1-3,5 m	+	+	+	+	+	+	-
Cepa-Y	II	Metaciclicos**	5x10³	ID	1-3,5 m	+	+	+	+	+	+	+
YBM-92	I	Metaciclicos**	5x10³	IP	2m	+	+	+	+	+	+	NR
RM-00	II	Metaciclicos**	5x10³	IP	2m	+	+	+	+	+	+	NR

*: infección aguda; **: infección crónica; SC: Inoculación subcutánea; ID: Inoculación intradérmica; IP: Inoculación intraperitoneal; m: meses; NR: No realizado; +: Presencia de amastigotes.

Fig.10. Invasión de *Trypanosoma cruzi* en tejidos de ratones experimentales infectados con diferentes DTUs, formas infectivas del parásito, inóculos y vías de inoculación.

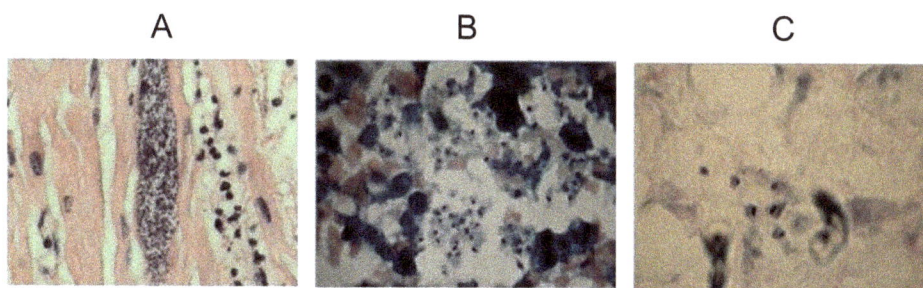

Fig.11. Amastigotes de *Trypanosoma cruzi* en corazón (A), Bazo (B) y cerebro (C) Coloración de Giemsa en tejido (Fotos colección N. Añez).

Como producto de los sucesivos ciclos que ocurren en los diferentes tejidos y la transformación de amastigotes tisulares en tripomastigotes, se detectan picos de parasitemia patente en el torrente sanguíneo, los cuales varían de intensidad de acuerdo a la cantidad de flagelados que llegan a la circulación periférica (Fig. 12). En este respecto en observaciones realizadas en animales experimentalmente infectados puede llegar a observarse niveles de parasitemia en el orden de 500 a 5.000 tripomastigotes sanguícolas/mm^3 de sangre examinada. En estas condiciones los hospedadores que portan tal cantidad de flagelados circulando en el torrente sanguíneo (Fig. 4B) se convierten en fuente para infectar nuevos triatominos que atraídos hacia ellos ingieren la sangre infectante, repitiéndose de esta manera los ciclos antes descritos. Interesados en ampliar conocimientos sobre interacción *T. cruzi*-célula hospedadora, revisar referencia de Souza et al (2010).

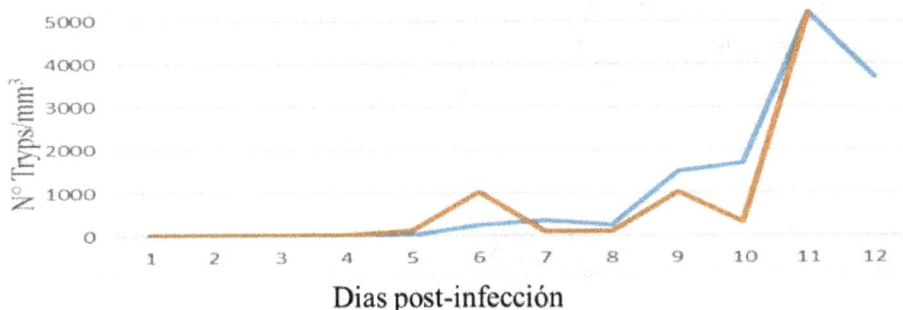

Fig.12. Curso de la parasitemia en animales experimentales infectados con dos aislados de *Trypanosoma cruzi*.

3. Enfermedad de Chagas

La presencia de la tripanosomiasis americana en la población humana de la región Neotropical parece remontarse a 7.500 años A.C., es decir, un total de más de 9.000 años de padecimiento por los estragos causados por la parasitosis ocasionada por *T. cruzi*, de acuerdo con los hallazgos de investigadores en muestras de momias de varias regiones de Sur América (Aufderheide et al., 2004).

La información contenida en el párrafo anterior sugiere que la asociación entre *T. cruzi*, agente causal de la enfermedad de Chagas, los insectos transmisores de las formas infectivas del parásito y los hospedadores mamíferos, pareciera haber estado bien establecida en la naturaleza mucho antes de que el hombre irrumpiera por primera vez en el continente americano (Coura et al., 2007, Araujo et al., 2009).

Estudios paleo-parasitológicos llevados a cabo en muestras de tejidos humanos de épocas remotas, utilizando metodología científica de relativa reciente aparición, ha permitido detectar la presencia de parte del genoma (ADN específico) de *T. cruzi* en los primeros pobladores, lo cual evidencia una relación ancestral hombre-parásito en el llamado Nuevo Mundo. De hecho, la detección de señales de ADN de *T. cruzi* en muestras de corazón, músculo esquelético, hígado, pulmón, riñón, intestino y cerebro, tomadas de momias de culturas remotas de América, las cuales resultaron equivalentes a las detectadas en el presente con aislados del parásito, además de dar fe de la autenticidad del hallazgo, refleja que el padecimiento de nuestros ancestros fue similar a los actuales casos clínicos observados en regiones rurales de países de Centro y Sur América donde la enfermedad de Chagas es endémica (Aufderheide et al., 2004).

A pesar de haber transcurrido más de un siglo del monumental descubrimiento de Carlos Chagas, no es sino hasta entrada la cuarta década del siglo XX cuando se comienza a reconocer la enfermedad que lleva su nombre como la más peligrosa parasitosis humana en América Latina (Hoare, 1972). Esta afirmación parece cobrar valor en la actualidad al considerar el impacto que la enfermedad de Chagas tiene sobre la productividad de la masa trabajadora en áreas endémicas de Latinoamérica, reflejada en la incapacidad prematura y/o muerte, estimada aproximadamente en 670.000 DALY*/año (*Disability-adjusted life years) (Tarleton et al., 2007, WHO, 2002).

Esta estimación convierte la enfermedad de Chagas en la parasitosis más importante del continente americano, cuyo impacto socio económico había sido señalado previamente como considerablemente mayor que el efecto combinado de todas las infecciones parasitarias que se suceden en esta parte del mundo y lo cual en términos económicos representa más de 7 billones de dólares por año (World Bank, 1993, Días et al.,

2002, Lee et al., 2013, Urbina, 2015, Añez et al., 2015b). Lo anterior encuentra apoyo en el análisis de algunos parámetros epidemiológicos relevantes para la enfermedad de Chagas, los cuales indican que: i. Solamente en Latinoamérica se estima la existencia de aproximadamente 8-10 millones de individuos infectados por T. cruzi; ii. Alrededor de 100 millones de habitantes de 21 países viven actualmente bajo condiciones de riesgo de contraer la infección chagásica; iii. Anualmente aparecen más de 50.000 nuevos casos, y iv. Cada año se registra una mortalidad de 20.000 a 40.000 individuos. Todo esto a pesar de una serie de iniciativas multinacionales lanzadas durante los últimos 20 años en procura de una reducción del impacto de la infección chagásica en los pobladores de centro y sur América (Días et al., 2002, Coura, 2010, Tarleton et al., 2007). Si esta realidad es preocupante en la actualidad, más aún pareciera la posibilidad prospectiva de una tendencia a la globalización de la enfermedad de Chagas debido al flujo de migraciones desde áreas endémicas de Latinoamérica hacia regiones no endémicas del planeta. Registros de migraciones de cerca de 10 millones de individuos hacia el norte de América, incluyendo Estados Unidos y Canadá, sumados a 1,5 millones de latinos que han migrado hacia Europa, Asia, y Oceanía, pareciera corroborar la anterior preocupación (Schmunis, 2007, Gurtler et al., 2008, Gascón et al., 2010). Asimismo, la reciente tragedia de la humanidad por la aparición de la pandemia COVID-19, causada por coronavirus SARS-CoV-2 y sus variantes, responsable por millones de afectados en todo el mundo plantea una preocupación prospectiva dado el efecto inmunocomprometedor de la virosis, lo cual podría generar agravamiento de los ya infectados con la parasitosis o producir reactivación en individuos que han sufrido la afección y mantienen infecciones persistentes por *T. cruzi* en diferentes tejidos y órganos (Añez et al., 2015a, 2020b).

3.1. Formas de transmisión y características de la enfermedad de Chagas

La enfermedad de Chagas se define como una parasitosis tropical causada por *T. cruzi,* parásito que una vez logra penetrar la célula hospedadora se transforma y multiplica, invadiendo luego el torrente circulatorio a través del cual, en la forma de tripomastigote sanguícola, parasita sistémicamente tejidos de origen diverso (endodérmico, mesodérmico o ectodérmico) en los cuales completa ciclos consecutivos ocasionando en el humano trastornos fisiopatológicos con la subsiguiente disfunción de órganos con manifestaciones sistémicas variables.

3.2. Transmisión de la infección chagásica

Como fue detallado en páginas anteriores, *T. cruzi* es naturalmente transmitido al hospedador humano por triatominos, durante la ingesta de sangre, luego de depositar fluido fecal y/o malpighiano conteniendo formas infectivas del parásito. La transmisión vectorial es el modo de infección más reconocido en áreas rurales donde la enfermedad de Chagas es endémica (Añez et al., 2015b). Sin embargo, la infección es también transmitida oralmente mediante ingestión de alimentos y/o bebidas contaminadas con *T. cruzi* (Alarcón de Noya et al., 2010, Añez et al., 2013, 2016, Rueda et al, 2014); por transfusión de sangre de un donador infectado con *T. cruzi* (Wendel &Días, 1992); por vía congénita o transplacentaria de una madre chagásica a sus hijos (Bittencourt, 2000, Gascón et al., 2010); por trasplante de órganos donados por enfermos chagásicos (Kalil et al., 2000), por contaminación durante manipulación de material contaminado con *T. cruzi* y mediante contacto con el parásito durante atención traumática (quirúrgica/odontológica) de pacientes que sufren enfermedad de Chagas (Herwaldt, 2001, Añez et al., 2011a).

3.3. Características clínicas de la enfermedad de Chagas. Fase aguda de la infección

Una vez instaurada la infección por *T. cruzi* en el hospedador humano, el individuo infectado tiende a manifestar signos y síntomas tipificados clínicamente como la fase aguda de la dolencia. La misma se caracteriza por presentar cuadros clínicos variables, en los que se detecta fiebre recurrente, cefalea, mialgia, edema, agotamiento al ejercicio, linfo-adenopatía, hepato-esplenomegalia y miocarditis en grado variable. En algunos casos, esta fase de la infección chagásica puede presentarse en forma asintomática, habiéndose señalado ausencia de manifestaciones clínicas en el 15 al 18% de pacientes estudiados en áreas endémicas (Chagas, 1909; Añez et al., 1999a). En ambas situaciones se evidencia, además de parasitemia patente con números variables de parásitos circulantes, un perfil serológico con elevados niveles de inmunoglobulina M (IgM) y bajos títulos de IgG en el serodiagnóstico, indicando una infección de reciente instauración (Añez et al., 1999a; 2007; 2013, 2016). La circunstancia de presentar la fase aguda de la enfermedad de Chagas un curso clínico relativamente corto y mostrar signos y síntomas comunes para infecciones por otras etiologías, pareciera ser la causa por lo cual muchos casos pasan desapercibidos, dejando de ser diagnosticados y/o específicamente tratados en su debido momento. Este hecho pareciera una de las razones que explica el escaso número de publicaciones sobre casos agudos de la enfermedad de Chagas, el cual se estima no supera el 5% del total relacionado con la dolencia (Lugones et al., 1994). Asumiendo lo anterior, se hace imprescindible sugerir la necesidad de adoptar una nueva actitud para enfocar la detección y control de la enfermedad de Chagas desde el punto de vista biomédico. Esto implica un cambio de actitud en el manejo clínico del paciente chagásico, estableciéndose que todo sintomático proveniente de regiones endémicas será considerado como sospechoso de albergar la infección por *T. cruzi* hasta cuando los métodos diagnósticos sero-parasitológicos corroboren la presunción médica. Además, se hace necesario registrar detalles sobre los hallazgos clínicos, lo cual pudiera orientar hacia la presunción de un caso de enfermedad de Chagas agudo. Esto incluye, entre otros aspectos, el registro del tiempo promedio entre el inicio de los síntomas y la evaluación clínica de pacientes adultos o infantes. Asimismo, es importante conocer el rango de persistencia de fiebres recurrentes o presencia de síndrome febril prolongado lo que, junto a la detección de puerta de entrada del parásito, reflejado en la observación del llamado complejo oftalmo-ganglionar o signo de Romaña (edema bipalpebral) y/o la presencia de chagoma de inoculación, orienta hacia la búsqueda de infección por *T. cruzi* cuando se produce por vía vectorial (Fig.13).

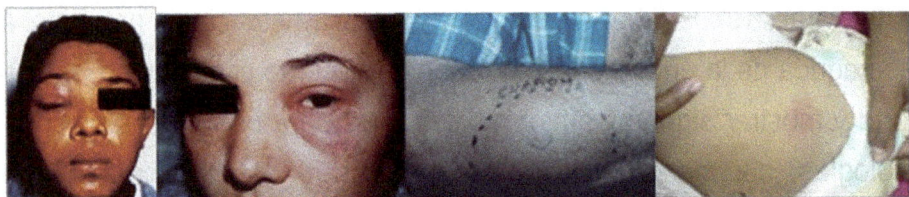

Fig.13. Pacientes chagásicos en fase aguda mostrando signo de Romaña a diferentes tiempos post-infección y chagoma de inoculación en miembro y abdomen de adulto y niño respectivamente (Fotos tomadas de Añez et al., 2003).

La evaluación cardiovascular revela que la taquicardia es una manifestación frecuente en chagásicos agudos (Lugones et al., 1994). Este hecho sugiere que tal evaluación se hace imprescindible ya que la presencia de miocarditis puede detectarse en un porcentaje considerable en pacientes sintomáticos en fase aguda temprana de la enfermedad de Chagas. En este respecto, la miocarditis aguda ha sido constantemente detectada en grupos de pacientes chagásicos, incluyendo aquellos que no presentaron otro signo de compromiso cardiaco (Carrasco et al., 1999, Parada et al., 1997). La evaluación electrocardiográfica revela anormalidades por sobre el 40% de los pacientes examinados, siendo los hallazgos más frecuentes trastornos de conducción, bloqueo completo de rama derecha, bloqueo aurículo-ventricular y bloqueo fascicular anterior izquierdo (Parada et al., 1997). Asimismo, estudios ecocardiográficos han revelado que el hallazgo más relevante en pacientes chagásicos agudos es la presencia de derrame pericárdico, lo cual favorece el aparecimiento de cardiomegalia (Parada et al., 1997, Añez et al., 2020a). En la Fig. 14 se muestra como evidencia, fibras cardíacas albergando un nido de amastigote de *T. cruzi,* acompañada de gran cantidad de infiltrado inflamatorio prácticamente invadiendo todo el tejido del miocardio mostrado.

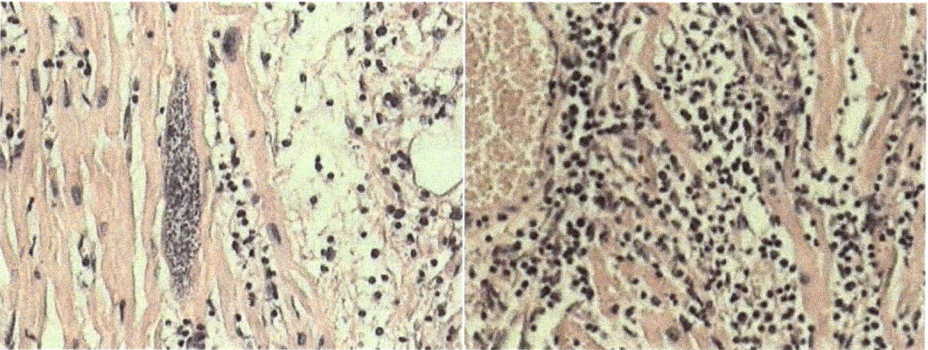

Fig.14. Detección de nido de amastigotes en miocardio de paciente fallecido en fase aguda de la infección chagásica (izquierda). Note la cantidad de infiltrado inflamatorio en el tejido cardíaco (derecha). Coloración H&E en tejido (Fotos N. Añez).

Para mejor comprensión de lo expuesto y complementar la información anterior, en la Tabla 1, se resume un patrón de frecuencia de signos y síntomas observados en casos agudos de enfermedad de Chagas detectados en localidades endémicas del occidente de Venezuela infectados por vía vectorial (Añez et al., 1999a). En la misma se informa sobre la frecuencia encontrada en síntomas, aislados o asociados, detectados en grupos de pacientes chagásicos en fase aguda, lo cual podría ser de utilidad para que el médico tratante llegue a un diagnóstico presuntivo y solicite las debidas pruebas diagnósticas confirmatorias. Aun cuando en la referida tabla se incluye la proporción de pacientes asintomáticos, este valor tiene importancia particular para investigadores quienes desarrollan estudios de corte epidemiológico en las áreas consideradas como endémicas.

Es preciso aclarar que los individuos asintomáticos fueron detectados debido a la extensión del muestreo a personas que habitaban el entorno de casos agudos sintomáticos previamente diagnosticados clínica, serológica y parasitológicamente. La aplicación de pruebas sero-parasitológicas a los asintomáticos, reveló presencia de tripomastigotes sanguícolas circulantes (Fig. 4B) y/o seropositividad con altos niveles de IgM, razón por lo cual fueron considerados pacientes en fase aguda y tratados como tales.

Otro aspecto a considerar cuando se analiza las características que definen clínicamente la fase aguda de la enfermedad de Chagas, es la posibilidad de que el paciente haya adquirido la infección por vía distinta a la bien descrita transmisión vectorial.

Tabla 1. Patrón de frecuencia observado en pacientes agudos de enfermedad de Chagas infectados por transmisión vectorial.

Signos y Síntomas	Frecuencia	(%)
Ninguno (Individuos asintomáticos*)	9	15.2
Fiebre	7	11.9
Fiebre-Mialgia	2	3.4
Fiebre-Cefalea	3	5.1
Fiebre-Romaña	2	3.4
Fiebre-Falla Cardíaca	1	1.7
Fiebre-Mialgia-Cefalea	7	11.9
Fiebre-Cefalea-Romaña	1	1.7
Fiebre-Mialgia-Falla Cardíaca	1	1.7
Fiebre-Romaña-Falla Cardíaca	2	3.4
Fiebre-Romaña-Hepatomegalia	2	3.4
Fiebre-Romaña-Edema	1	1.7
Fiebre-Falla Cardíaca-Hepatomegalia	1	1.7
Fiebre-Mialgia-Cefalea-Romaña	12	20.2
Fiebre-Mialgia-Romaña-Falla Cardíaca	1	1.7
Fiebre-Mialgia-Romaña-Chagoma	1	1.7
Fiebre-Cefalea-Romaña-Hepatomegalia	1	1.7
Fiebre-Mialgia-Cefalea-Romaña-Falla Cardíaca	3	5.1
Fiebre-Mialgia-Cefalea-Romaña-Edema	1	1.7
Fiebre-Mialgia-Cefalea-Falla Cardíaca-Hepatomegalia	1	1.7
TOTAL	**59**	**100**

*: Seropositivos con parasitemia patente. Tomado de Añez et al., 1999 a.

En este respecto cuando ocurren infecciones por transmisión oral, además de la mayoría de signos y síntomas anteriormente mencionados, resaltan otros como la presencia de edema facial interno con manifiesta tumefacción y parestesia lingual, en ausencia del cuadro típico de signo de Romaña y/o chagoma de inoculación comúnmente registrado en la infección chagásica por vía vectorial (Añez et al., 2013, 2016, 2018). Para complementar esta información y a manera de comparación entre las dos mencionadas vías de infección, en la Fig. 15 se incluye el resultado de un estudio clínico en pacientes que sufrieron una microepidemia familiar causada por *T. cruzi* luego de ingerir alimentos contaminados. En este caso, la detección de cuadros clínicos severos obliga a estar alerta no sólo de la presencia de la sintomatología sino también de la alta carga parasitaria que se genera por ingestión de ingentes cantidades de formas infectivas (Alarcón de Noya et al., 2010, Añez et al., 2013, 2016, 2018).

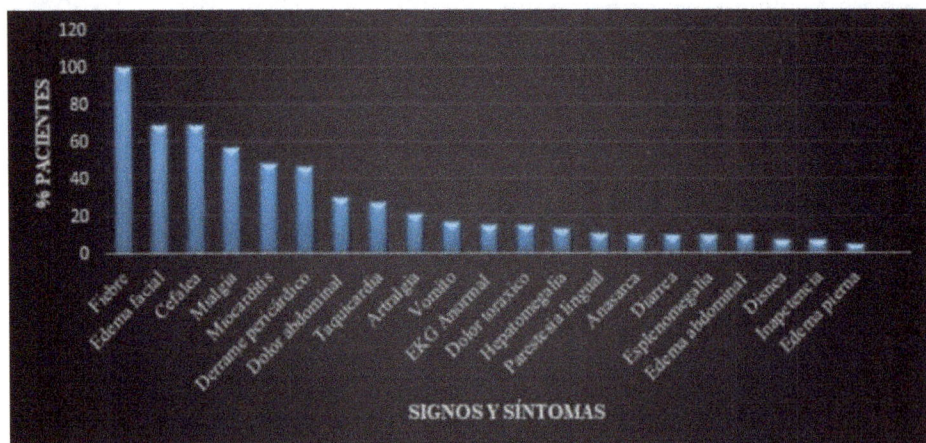

Fig.15. Signos y síntomas en pacientes con enfermedad de Chagas aguda por transmisión oral en Venezuela.

3.4. Fase crónica de la infección chagásica

Sobre los dos meses de superada la fase aguda de la enfermedad de Chagas, el individuo infectado pasa a una fase crónica, en la cual a través del tiempo pueden presentarse diversos perfiles clínicos dependiendo de la gravedad del cuadro provocado durante la primo-infección. Esta fase se caracteriza por su lenta evolución y por el predominio del daño cardiaco, originando la miocardiopatía chagásica crónica (MChC). Asimismo, en algunas regiones de los países del Cono Sur se detecta con cierta regularidad síndromes digestivos ocasionados por la invasión de *T. cruzi,* lo cual se manifiesta como crecimiento de algunas vísceras reconocidos como megaesófago y megacolon (Storino & Milei, 1994, Rassi et al., 1992, Añez et al., 1999a). Similar a lo que ocurre en la fase aguda, la fase crónica se asocia con una respuesta humoral específica en la cual predomina el subtipo IgG de las inmunoglobulinas, lo cual facilita el sero-diagnóstico de esta fase de la enfermedad de Chagas. En general, el típico paciente chagásico crónico se define como un individuo sintomático, seropositivo con altos niveles de IgG específica anti *T. cruzi*, que presenta anormalidades electrocardiográficas (EKG) y ecocardiográficas (ECG) de grado variable, además de persistencia parasitaria en tejidos demostrable por la presencia de amastigotes, depósitos antigénicos o parte del genoma (ADN) de *T. cruzi*, mediante pruebas inmunohistopatológicas y/o moleculares (PCR) respectivamente (Añez et al. 1999b).

A   B   C

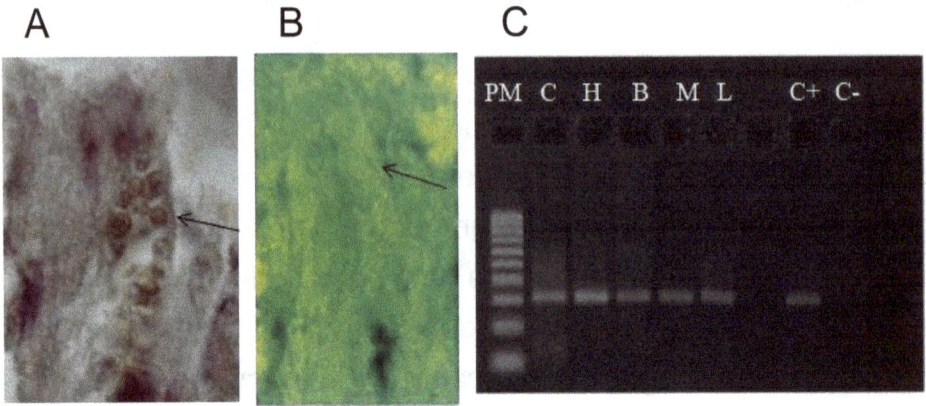

Fig. 16. Sección de miocardio tomado por biopsia endomiocárdica en paciente chagásico crónico mostrando: A. Persistencia de amastigotes en la fibra cardiaca procesada por PAP (Flecha). B. Depósitos antigénicos detectados por IFIT (Flecha). C. Detección de parte del genoma (ADN) en muestras de miocardio y otros órganos (Hígado, Bazo, Músculo esquelético y Lengua) por PCR (Fotos N. Añez).

Considerando la magnitud del grado de daño miocárdico presente, los pacientes pueden caracterizarse por presentar sintomatología moderada o severa. En este caso la realización de un EKG en reposo registra arritmias o defectos de conducción. Asimismo, al realizar un cineventriculograma se registra evidencias de avanzado daño miocárdico, el cual puede presentarse en algunos casos sin signos clínicos de falla cardiaca congestiva clasificándose el paciente con miocardiopatía chagásica tipo II (MCh II) y aquellos en los cuales el examen clínico revele la falla cardiaca congestiva se ubican en estado de gravedad tipo III (MChIII), respectivamente según Carrasco et al. (1994). Una vez instaurada la miocarditis, el infiltrado inflamatorio y la fibrosis,

44

ocurren progresivamente agravando la micro circulación y potenciando el deterioro funcional. En la fase crónica las pruebas parasitológicas son frecuentemente negativas, mientras que el diagnóstico serológico arroja positividad revelando elevados niveles de IgG y bajos niveles de IgM (Añez et al., 1999b). Por otra parte, en muchos pacientes la fase crónica de la enfermedad de Chagas cursa de forma asintomática, detectándose disminución progresiva de la parasitemia o ausencia de la misma, lo que hace muy difícil el diagnóstico parasitológico. Por esta razón se opta por el diagnóstico serológico detectándose anticuerpos específicos anti-*T. cruzi*. Esta presentación durante el período crónico ha sido reconocida como forma indeterminada o latente de la enfermedad de Chagas, aun cuando la misma no es un período inerte sino más bien una forma subclínica de la infección con parasitismo persistente en diversos tejidos como las fibras cardiacas o inflamaciones gingivales, entre otras, (Añez et al, 1999b; 2001; 2011a; 2015a-b).

Algunos autores han sugerido para la enfermedad de Chagas, en individuos asintomáticos, seropositivos a *T. cruzi*, la existencia de un estadio de la dolencia reconocido como infección subclínica, oculta o inaparente (Garnham, 1980; Añez et al., 2001; 2011a). Estos individuos resultan generalmente negativos a las pruebas parasitológicas, presentando serología positiva por métodos convencionales, revelando bajos niveles de inmunoglobulinas (IgM, IgG) específicas anti-*T. cruzi* cuando se utiliza la prueba de inmunofluorescencia indirecta como se muestra en la Fig.17 (Añez et al., 2001; 2011b).

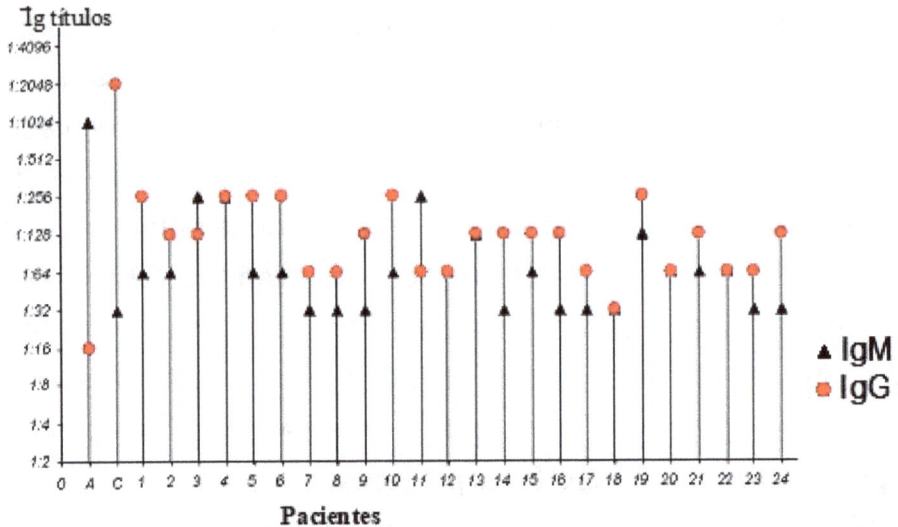

Fig.17. Títulos de inmunoglobulinas (IgM-IgG) específicas anti *T. cruzi* detectadas en pacientes chagásicos con infección inaparente. Note la inclusión de muestras de pacientes en fase aguda (A) y crónica (C) para comparación de niveles entre ellos y con los casos inaparentes (Tomado de Añez et al., 2011b).

Estos casos de infecciones asintomáticas o inaparentes parecieran ser epidemiológicamente importantes a juzgar por la alta proporción de individuos detectados en el entorno de casos agudos comprobados y en gran parte de la población de áreas donde la enfermedad de Chagas es endémica (Añez et al., 2001; 2011b). La presencia de individuos asintomáticos albergando infecciones inaparentes, o de bajo umbral, es de importancia epidemiológica ya que en caso de algún inmunocompromiso pueden mostrar una reactivación de la infección con parasitemia patente, pudiendo comportarse como reservorios intradomiciliares de *T. cruzi* o presentar compromisos cardíacos crónicos producto de un lento y progresivo proceso de miocarditis instaurado durante la primo-infección (Añez et al., 2001).

4. Diagnóstico de la enfermedad de Chagas

La enfermedad de Chagas es detectada basándose en análisis de diversas variables, las cuales incluyen presunción clínica, datos epidemiológicos y de laboratorio (López-Antuano et al., 2000; Luquetti & Rassi, 2000). Los exámenes de laboratorio son orientados de acuerdo con la fase de la infección sospechada (Ferreira et al., 1996). En caso de sospecha de una fase aguda, caracterizada por elevada parasitemia, deben ser priorizados los exámenes parasitológicos para la confirmación del parásito circulante en sangre. Cuando la sospecha es de una infección crónica se debe, además, realizar exámenes serológicos para la detección de anticuerpos específicos contra el parásito (López-Antuano et al., 2000).

En toda prueba de laboratorio a ser establecida como rutina diagnóstica para detectar enfermedad de Chagas, es necesario conocer su especificidad y su sensibilidad. La especificidad de una prueba diagnóstica indica la capacidad de la misma para reconocer o diagnosticar como negativos una población no infectada. Así, una prueba extremadamente específica será capaz de detectar todos los individuos no infectados. La sensibilidad, por su parte, indica la capacidad de una prueba para detectar como positivos todos los individuos infectados. Así, una prueba poco sensible dejará de detectar algunos individuos portadores de la infección (Pereira, 1995, Donis, 2012). Para obtener resultados confiables durante el diagnóstico es necesario el uso de más de una prueba, realizar varias tomas de la muestra o ajustar los puntos de decisión a las condiciones donde han de ser ejecutadas las técnicas. En relación con las pruebas utilizadas para realizar el despistaje de la enfermedad de Chagas, los métodos parasitológicos son de alta especificidad, pues el agente causal, es directa o indirectamente demostrado. Un diagnóstico parasitológico positivo a *T. cruzi* da certeza diagnóstica, ya que detecta la presencia de la forma parasitaria en el hospedador, siendo de especial importancia para declarar la fase aguda de la infección. Sin embargo, la especificidad es baja durante la fase crónica, dada la dificultad de detectar las formas sanguícolas circulantes por métodos corrientemente utilizados. Durante esta fase, los métodos serológicos convencionales presentan una elevada sensibilidad de alrededor de 98% a 99%. Asimismo, debe considerarse que el uso de las pruebas serológicas da una probabilidad, no una certeza en el diagnóstico, en virtud de eventuales reacciones cruzadas con otras infecciones parasitarias o interferencias diagnósticas (Camargo, 1987).

4.1. Diagnóstico parasitológico en pacientes chagásicos

Los métodos parasitológicos son, en general, aplicados para detectar la presencia de *T. cruzi* en muestra de sangre circulante tomada de pacientes con diagnóstico presuntivo de sufrir la fase aguda de la enfermedad de Chagas o durante muestreos seriados en pacientes chagásicos crónicos que sufren daño miocárdico avanzado con signos clínicos de fallas cardiacas congestivas. En el primer caso para constatar la presunción clínica y en el segundo para observar la relación con el deterioro inmunológico y la exacerbación del daño producto de la reactivación e incremento de la población parasitaria en el paciente crónico grave.

Las técnicas parasitológicas directas comúnmente empleadas son el extendido de sangre periférica y el examen de muestra en fresco, ambas para observaciones microscópicas. El examen de preparaciones con colorantes derivados del Romanowski (ej. Coloración de Giemsa) permite la caracterización morfológica del parásito distinguiendo la ubicación de su típico kinetoplasto y núcleo. Por su parte, las preparaciones de sangre fresca en portaobjetos de vidrio cubiertas con cubreobjetos permiten detectar los parásitos por su movilidad en un campo microscópico. Otros métodos parasitológicos usados son los indirectos para la detección de *T. cruzi* luego de permitir su multiplicación en diferentes microambientes, incluyendo tubo digestivo del insecto transmisor, animales de laboratorio y medios de cultivos *in vitro*. Los métodos más conocidos y/o utilizados son el hemocultivo, el xenodiagnóstico y la inoculación de animales susceptibles a la infección. Estos métodos resultan útiles cuando la muestra es analizada durante la fase aguda de la infección y/o en muestras seriadas tomadas durante la fase crónica los cuales permiten visualizar las formas flageladas del parásito. La Fig. 18, presenta los diferentes medios utilizados para el diagnóstico parasitológico de *T. cruzi* en pacientes chagásicos.

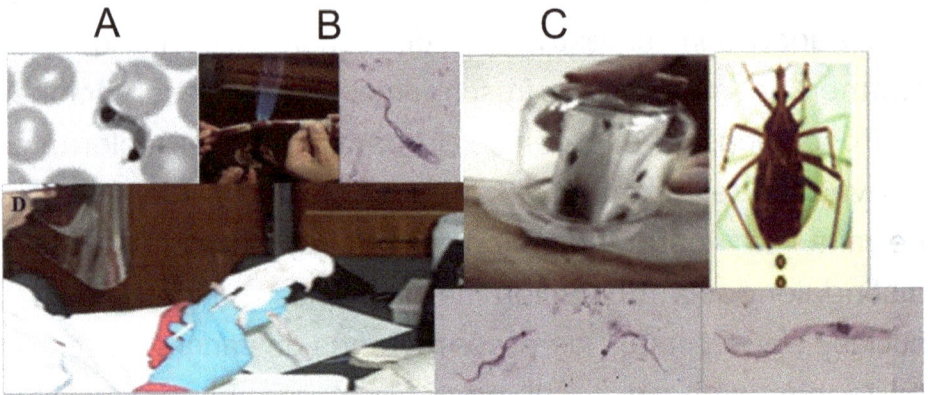

Fig.18. Métodos utilizados para el diagnóstico parasitológico en la enfermedad de Chagas. A. Extendido de sangre mostrando un tripomastigote sanguícola en un paciente en fase aguda de la infección. B. Siembra de sangre en tubo con medio de cultivo difásico (izquierda) y detección de epimastigotes a la observación microscópica (derecha). C. Xenodiagnóstico con ninfas de IV estadio de *Rhodnius prolixus* aplicado a paciente (izquierda) y lectura del xenodiagnóstico mostrando parásitos en las heces del triatomino. D. Inoculación en ratón de laboratorio con sangre de paciente con presunción diagnóstica de infección chagásica (Composición de fotografías de N. Añez).

4.2. Diagnóstico serológico en pacientes chagásicos

El diagnóstico serológico en pacientes chagásicos se orienta hacia la detección de anticuerpos circulantes (Ac) específicos anti-*T. cruzi,* generados durante el curso de la infección. Este diagnóstico es especialmente útil para conocer los niveles de la respuesta humoral, lo cual permite tener idea aproximada de la duración de la infección y es particularmente de gran ayuda durante la fase crónica, cuando la parasitemia en el hospedador es baja e inconstante y los síntomas son variables o inexistentes.

Inmunológicamente la enfermedad de Chagas se caracteriza por la aparición cronológica de isotipos de inmunoglobulinas (Lorca et al., 1995). Típicamente los primeros anticuerpos en aparecer, indicando una fase temprana de la infección, son del isotipo IgM acompañado del incremento de IgA totales o específicas. Seguidamente, y luego de dos a tres semanas en promedio, aparecen anticuerpos del isotipo IgG, los cuales persisten durante largos períodos de la infección (Lorca et al., 1995; Umezawa et al., 1996). Dado que *T. cruzi* exhibe una gran diversidad antigénica en su superficie, éste es capaz de inducir la activación de diferentes clonas de linfocitos y la producción de anticuerpos para antígenos diferentes (Schechter & Nogueira, 1988; Silva et al., 1989).

En relación con el diagnóstico serológico, los métodos recomendados para el despistaje de la enfermedad de Chagas comprenden, entre otros, técnicas que detecten Ac aglutinantes, inmunofluorescentes o inmunoenzimáticos, siendo recomendable la realización de por lo menos dos métodos con diferentes principios en el despistaje de la infección chagásica (WHO, 2002). Sólo si ambas pruebas son reactivas a *T. cruzi* se considera el individuo como portador de la infección y, si existiera discordancia entre ambas pruebas, se recomienda el empleo de una tercera técnica (Guhl et al., 2001; Añez et al., 2001). Sin embargo, la realización de más de una técnica tiene grandes implicaciones económicas y logísticas para los centros de diagnóstico, por lo que se requiere con urgencia de rápidas y certeras pruebas primarias y confirmatorias que garanticen un diagnóstico certero que pueda ser útil en estudios clínicos y epidemiológicos (Kirchhoff et al., 1987; Guhl, 1987; Rassi & Luquetti, 1992; Añez et al., 2010).

Las pruebas serológicas, al contrario de las parasitológicas que son consideradas como de certeza, resultan exámenes indirectos que caen en un contexto probabilístico. La razón de esto obedece a: i. Aunque la respuesta inmune debería ser normal, esto no sucede en toda la población; ii. En caso de inmunodeficiencia, el sistema inmunológico no responde eficientemente contra *T. cruzi* produciendo bajos niveles de Ac específicos lo cual resulta insuficiente para un correcto diagnóstico; iii. La existencia de reacciones cruzadas contra otros agentes etiológicos, que generan un estímulo antigénico similar, aunque no idéntico lo cual, a su vez, genera Ac que pueden ser detectados por los métodos serológicos utilizados convencionalmente e interpretados como resultados positivos, como ocurre en el caso de infecciones previas o concomitantes con *Leishmania sp., Trypanosoma rangeli* u otros tripanosomatidae. Por estas razones y por las impurezas propias de cada método se justifica la recomendación de utilizar dos o más pruebas en el diagnóstico de la enfermedad de Chagas, cualquiera sea la fase de la infección (Luquetti & Rassi, 2000, Añez et al., 2010).

4.3. Pruebas serológicas convencionales: TAD, IFI, ELISA

Considerando lo anterior, entre las pruebas serológicas convencionales utilizadas para el diagnóstico de la enfermedad de Chagas a continuación se incluyen, como ejemplo, algunas técnicas de uso común en muchos laboratorios de diagnóstico:

Técnica de aglutinación directa (TAD)

Es una de las llamadas pruebas de placa que consiste en utilizar como antígeno (Ag) una suspensión de epimastigotes de *T. cruzi* previamente tratados con formol. En esta prueba el suero problema, conteniendo Ac anti-*T. cruzi*, es tratado con β-mercaptoetanol realizándose diluciones seriadas desde 1:2 hasta 1:4096. El Ag, antes indicado, es agregado a concentración constante (0.35 D. O) sobre cada pozo conteniendo el Ac específico anti-*T. cruzi* formándose el complejo Ag:Ac y provocando la reacción de aglutinación (Fig.19 A). Esta prueba, realizada en placas de aglutinación o multiwell, ha demostrado ser de gran utilidad para la detección de moléculas grandes de inmunoglobulinas que como las de IgM son detectadas en la fase aguda de la infección chagásica (Vattuone & Yanovsky, 1971, Añez et al., 2010).

Inmunofluorescencia indirecta (IFI)

Esta técnica es una de las reacciones más sensibles entre las ensayadas en estudios serológicos para detectar infección por *T. cruzi*, dado que la misma puede ser útil para la detección de IgM en casos agudos y de IgG para los casos crónicos (Camargo, 1966). La reacción se basa en la posibilidad de que epimastigotes de cultivos de *T. cruzi* se contacten con el Ac específico anti-*T. cruzi* presentes en el suero para formar la unión Ag: Ac en una primera etapa de la reacción. Dado que la unión no es visible se utiliza un segundo anti-Ac, consistente en una anti-inmunoglobulina de *T. cruzi* marcada con el fluorocromo isotiocianato de fluoresceína, el cual se fija al complejo Ag: Ac. Observada la preparación en un microscopio de fluorescencia, el fluorocromo se excita permitiendo la identificación visual de las reacciones positivas (Fig.19 B).

Ensayo Inmunoenzimático (ELISA)

El principio de esta prueba se basa en inmovilizar antígeno, consistente en proteínas solubles de epimastigotes de *T. cruzi*, a una fase sólida (placa) mediante una solución unión sobre la cual se permite, en una primera etapa, la unión con el anticuerpo agregando el suero del paciente en diluciones seriadas (1:100 – 1:800) para que se genere el complejo inmune, el cual no se detecta a la observación directa. Por esta razón, en una segunda etapa de la reacción es agregado un segundo anti-Ac, el cual consiste en anti-inmunoglobulina (polivalente – IgA, IgM, IgG) acoplado a una enzima del tipo fosfatasa alcalina o peroxidasa y su correspondiente sustrato, lo cual al ponerse en contacto con el complejo Ag: Ac, permite la reacción. La reacción luego de detenida con reactivos adecuados, como ácido sulfúrico, puede visualizarse al ojo debido a un cambio de color a amarillo intenso, por la degradación del sustrato. Para la ejecución de este ensayo se recomienda realizar la lectura en un espectrofotómetro, el cual indica la reactividad de cada muestra problema por los valores de densidad óptica detectados (Fig.18 C). Esta manera de apreciar el fenómeno pareciera dar más objetividad a esta prueba diagnóstica. El desempeño de las diferentes pruebas diagnósticas existentes en el mercado para test inmunoenzimáticos ha sido validada, obteniéndose sensibilidades del 97 al 100 % y especificidades de 93 a 100% siendo constante en los diferentes estudios una elevada sensibilidad con especificidad variable (Añez et al., 2010). Este método además de ser económico, puede ser automatizado para procesamiento de gran número de muestras (Voller, 1975). En la Fig.19 se muestran resultados de las pruebas serológicas convencionales TAD, IFI, ELISA, realizadas en pacientes chagásicos en las diferentes fases de la infección.

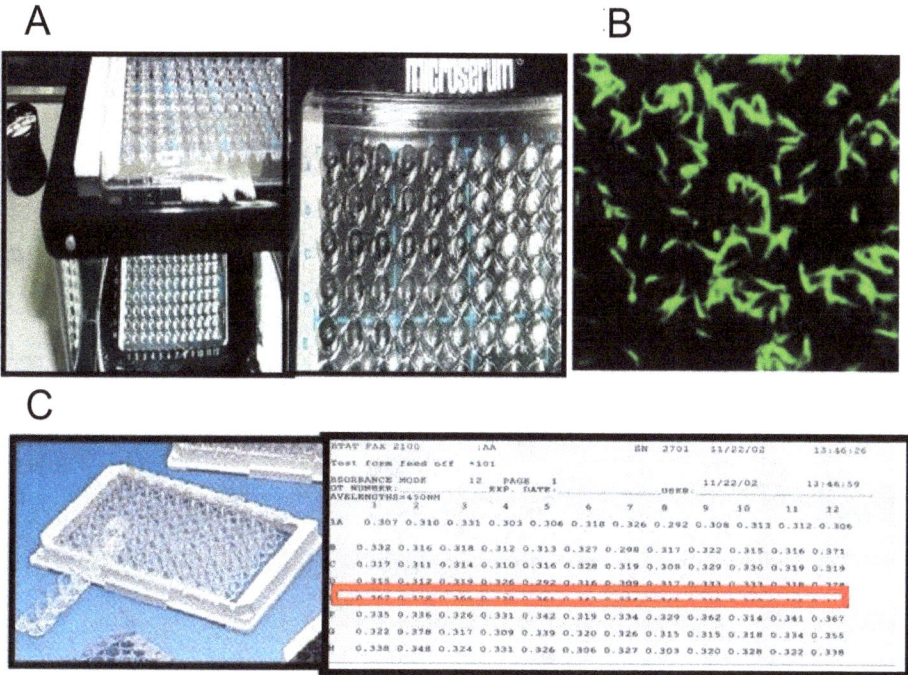

Fig.19. Pruebas serológicas convencionales llevadas a cabo en muestras de pacientes chagásicos. Obsérvese resultados utilizando: A. prueba de aglutinación directa (TAD). B. Inmunofluorescencia indirecta (IFI). C. Ensayo Inmunoenzimático (ELISA). (Fotos: N. Añez).

4.4. Pruebas serológicas no-convencionales

Las pruebas para diagnóstico serológico reconocidas como no-convencionales son aquellas, producto de la nueva biotecnología, utilizando metodología bioquímica y/o molecular, permitiendo, entre otras cosas, detectar antígenos (Ag) excretados o secretados por *T. cruzi* en medio de cultivo, obtener Ag purificados, Ag recombinantes, péptidos sintéticos, proteínas antigénicas de la membrana de *T. cruzi* ancladas por Glicosil-Fosfatidil-Inositol (GPI) y detección de parte del genoma del parásito mediante ensayos de reacción en cadena de la polimerasa (PCR) en procura de métodos cada vez más específicos y confiables para el diagnóstico del enfermo chagásico. Referencias específicas y detalles sobre principios, desarrollo, utilización y bondades de los diferentes métodos se encuentran esparcidas en la literatura y pueden consultarse en Luquetti & Rassi, 2000; Umezawa et al, 1996, 2001; Peralta et al., 1994, Levin, et al., 1990; Krieger et al., 1992; Affranchino et al., 1989; Schijman et al., 2011; Añez-Rojas et al., 2006; Añez et al., 2009a, 2010, 2013, 2015b; Crisante et al., 2015, entre otras. En la Fig.20 se muestra una de las pruebas recientemente utilizadas para el diagnóstico de infección por *T. cruzi*.

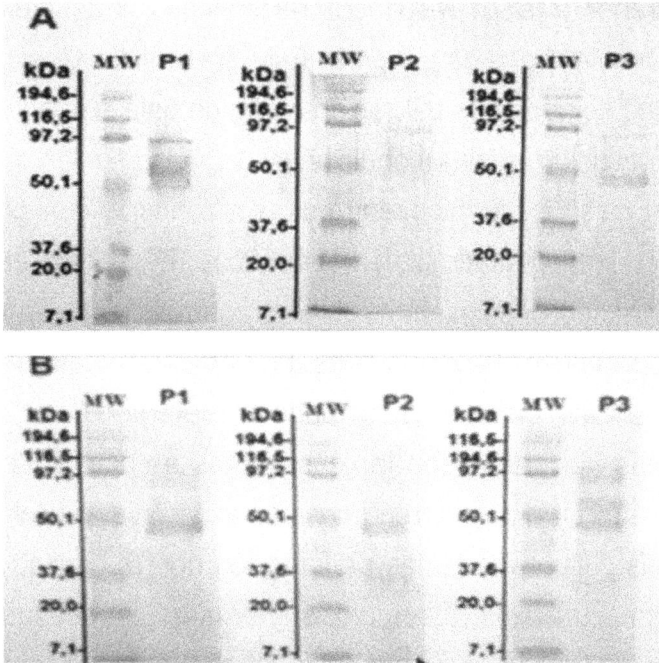

Fig.20. Western blot usando como antígeno proteínas ancladas por GPI a la membrana de *Trypanosoma cruzi* reaccionando con muestras de suero de pacientes chagásicos en fases aguda (A) y crónica (B). P1-P3: pacientes. Nótese bandas alrededor de 97kDa en muestras de pacientes agudos y sobre 50 kDa en pacientes crónicos. (Fuente Crisante et al.2015).

4.5. Interferencia diagnóstica en el despistaje de la enfermedad de Chagas

Durante la ejecución del diagnóstico serológico de la enfermedad de Chagas se registra ocasionalmente la detección de interferencias de orden variable que confunden al observador y arrojan resultados poco confiables, cuando se utilizan como Ag parásitos completos o lisados de formas de cultivo de *T. cruzi*. Entre las fallas más comúnmente detectadas están las pruebas que arrojan falsos resultados positivos en individuos sanos o falsos resultados negativos en muestras de sueros de individuos infectados con *T. cruzi*. Este grave error en el diagnóstico generalmente se debe a la utilización de Ag de baja calidad, incluyendo falta de purificación, malas condiciones de mantenimiento, constante sometimiento a shock térmico, entre otras razones, lo cual compromete la credibilidad del resultado (Añez et al., 2010, Díaz-Bello et al., 2008). Asimismo, existe conocimiento sobre el aparecimiento de reacciones cruzadas con infecciones causadas por otras etiologías cuando se realizan pruebas para el diagnóstico serológico. Las reacciones cruzadas más frecuentes son las observadas en pacientes infectados con *Leishmania spp* que sufren leishmaniasis visceral (Kala-azar) y/o leishmaniasis cutánea, además de infección por *Trypanosoma rangeli*, toxoplasmosis, teniasis, tuberculosis y enfermedades autoinmunes (Andrades, 1988; Malchiodi, 1994). Otro elemento importante de interferencia diagnóstica en la enfermedad de Chagas es el factor reumatoide, en presencia del cual suelen detectarse inmunoglobulinas de la clase IgM en enfermedades autoinmunes en individuos aparentemente sanos, lo cual puede interferir en el diagnóstico serológico, principalmente cuando se investiga la presencia de IgM anti *T. cruzi* en caso de sospecha de fase aguda (Luquetti et al., 1995). Otros anticuerpos a considerar como interferentes son los reconocidos como anticuerpos (Ac) Anti Gal (anti-alfa galactosa, inmunoglobulinas naturales encontradas frecuentemente en la población normal como respuesta a bacterias de la flora intestinal) (Galili, 1988). Esos Ac naturales pueden ser responsables de reacciones de falsos positivos, debido a que *T. cruzi* presenta en su superficie Ag alfa-galactosa durante la fase aguda de la infección. Esos anticuerpos son sintetizados en concentraciones mayores, debido al estímulo antigénico del parásito, siendo responsable de la lisis directa de estos parásitos en ausencia de complemento, promoviendo una disminución de la parasitemia (Gazzinelli, et al., 1991). Otra interferencia a considerar es el efecto prozonas, fenómeno que ocurre en algunos sueros con títulos elevados de Ac que, en baja dilución, bloquean la reacción dando resultados negativos. A medida que esos sueros son diluidos progresivamente la reacción serológica se torna evidente (Carbonetto, et al., 1983).

Por otra parte, se han registrado falsas reacciones negativas cuando se emplean Ag que no han sido preservados correctamente, debido a la degradación derivada de la acción de proteasas presentes en el parásito, para lo cual se recomienda la preservación de los mismos a bajas temperaturas con el consecuente tratamiento con inhibidores de proteasas. Es importante recalcar que sueros mal acondicionados o no refrigerados convenientemente pueden perder reactividad por la degradación de las inmunoglobulinas dando falsos resultados negativos (Luquetti, et al., 1995). Para evitar esa interferencia, los sueros deben ser conservados a temperaturas de 4°C cuando se van a utilizar en un periodo superior a 2-3 días después de la colecta de sangre. La preservación de sueros con glicerina en la proporción 1:1 permite mantener la reactividad de los mismos por tiempo prolongado (Camargo, 1986).

5. Tratamiento

El tratamiento contra las manifestaciones clínicas causadas por *T. cruzi* comenzó a utilizarse en forma racional luego de 50 años del descubrimiento de Carlos Chagas, basados en ensayos con compuestos nitrofuranos. Sin embargo, su efecto sólo se ha comprobado sobre la forma de tripomastigote sanguícola del parásito, produciendo una significativa disminución de la carga parasitaria circulante durante la fase aguda de la infección, sin eficacia establecida durante fase crónica y sin llegar a afectar las formas de amastigotes tisulares que colonizan diversos órganos y tejidos del hospedador. Como consecuencia de lo anteriormente expresado, el tratamiento durante la fase crónica se basa fundamentalmente en terapia médica guiada para prevenir la cardiomiopatía no-isquémica. A pesar del amplio conocimiento que se tiene sobre el relativo efecto tripanocida de estos compuestos, su uso es una práctica común en los países donde la enfermedad de Chagas es endémica. Al respecto, sólo dos de los compuestos nitrofuranos han sido reconocidos para el tratamiento de la enfermedad de Chagas, incluyendo Benznidazole (Rochagan®, Roche) y Nifurtimox (Lampit®, Bayer), los cuales son generalmente aplicados en dosis de 5mg/kg/día en adultos y 10mg/kg/día en niños durante 30-60 días, repartidas en dos tomas de comprimidos por día.

Luego del efecto tripanocida producido por el compuesto nitrofurano utilizado durante la fase patente de la infección, la protección del individuo infectado contra las cargas ulteriores de parásitos que invaden el torrente sanguíneo, producto de los sucesivos ciclos tisulares, es mantenida por acción de la respuesta inmune generada en el hospedador. Sin embargo, parte de esa cantidad de tripomastigotes invade nuevas células vecinas, persistiendo la infección a nivel tisular por largos períodos. No obstante, el beneficio producido por la aplicación del tratamiento indicado contra las formas sanguícolas de *T. cruzi*, se ha registrado que los nitrofuranos pueden llegar a producir reacciones adversas en parte de la población sensible al tratamiento recibido. Las reacciones más comunes señaladas son: i. dermatitis por hipersensibilidad, la cual se presenta con erupción cutánea pruriginosa, edema generalizado, inflamación ganglionar, fiebre, artralgia; ii. depresión de médula ósea detectándose cuadros de granulocitopenia; iii. polineuropatía periférica provocando polineuritis en casos de dosificación mayor a la antes indicada; y iv. casos de linfoma maligno en parte de la población tratada con dosis mayores a la previamente recomendada. Por lo tanto, más estudios sobre terapéutica son necesarios para mejorar resultados clínicos en pacientes chagásicos.

6. La enfermedad de Chagas en Venezuela

6.1. Breve recuento histórico y situación actual

Diez años después del monumental hallazgo de Carlos Chagas en Brasil, Enrique Tejera en Venezuela detecta e identifica la presencia de *T. cruzi* en ejemplares de *R. prolixus* naturalmente infectados (Tejera, 1919). Sin embargo, no es sino hasta dos décadas más tarde cuando José Francisco Torrealba, eminente tropicalista venezolano, trabajando en localidades llaneras se percató de la magnitud y la severidad de la enfermedad de Chagas en el país (Torrealba, 1940). Utilizando, por primera vez, el método de xenodiagnóstico propuesto por Brumpt (1913) para realizar estudios de corte epidemiológico, Torrealba (1940) detectó 25% de infecciones agudas en individuos de distintas localidades de la región llanera venezolana. Asimismo, narró con particular preocupación como los pacientes infectados por *T. cruzi* habitaban viviendas primitivas (ranchos) en deplorables condiciones en las cuales era común encontrar ingentes cantidades de ejemplares de triatominos, los cuales durante el día permanecían ocultos en las rendijas que presentaban las rústicas paredes de barro o en los escondrijos del techo fabricado de hojas de palmeras siendo, a la vez, común la demostración de formas infectivas del parásito en la mayoría de los insectos colectados. La situación era tan dramática que durante las décadas 1940-1950 fueron registradas cifras de 30-40% de infección por *T. cruzi* en pobladores de localidades de los llanos centrales y la región andina del occidente de Venezuela (Torrealba et al., 1954, 1955, 1958). A pesar de haberse instaurado la campaña anti-chagásica en 1961 (Berti et al., 1961), en un estudio epidemiológico longitudinal realizado en la misma década incluyendo 10.000 muestras de individuos de 8 estados, Pifano (1974) registró 43,9% de seropositivos y 4% con xenodiagnóstico positivo. El mismo análisis reveló que el grupo etario de 0-10 años presentó positividad de 20% indicando que aún existía transmisión activa probablemente intradomiciliar dada la edad de los afectados. De la misma

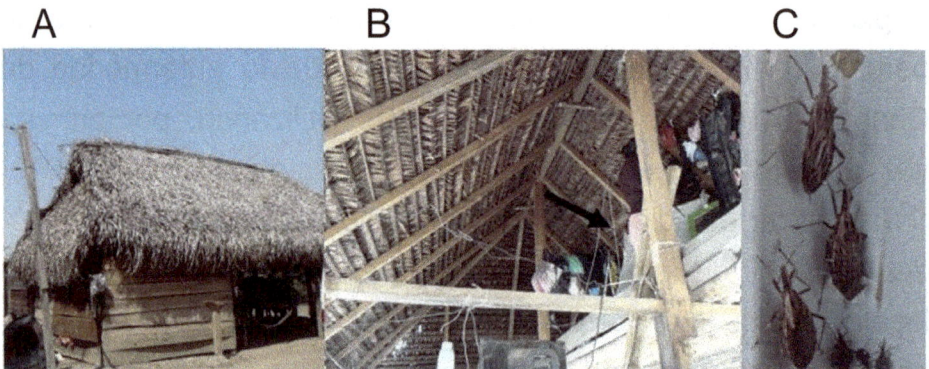

Fig.21. Vivienda primitiva (A) mostrando sitios de reposo de triatominos (B flecha) capturados en los diferentes estadios (C). Foto Colección Añez.

manera, Pifano (1974) señaló que durante el período 1960-1973 un total de 5.000 muertes fueron atribuidas a la infección chagásica. Similares registros fueron reportados por el sector oficial reconociéndose entre 1962 y 1971 un 51% de prevalencia y alrededor de 12% de positividad en los xenodiagnósticos aplicados (MSAS, 1970, 1972).

Posteriormente, durante la década de 1980, según reportes del sector oficial la casuística de la enfermedad de Chagas en Venezuela fue reducida significativamente como consecuencia de la campaña anti-chagásica, parte de la cual fue concentrada en el mejoramiento de viviendas y/o sustitución del típico rancho campesino por modestas casas con paredes rígidas frisadas, pintadas y techadas con láminas metálicas. Al respecto, Maekelt (1983) señala que, el registro de seropositivos en el grupo etario de 0 a 10 años decreció del 20% registrado por Pifano (1974) hasta 3,2%. Asimismo, Aché & Matos (2001) resumen el esfuerzo oficial realizado por el ministerio de salud de Venezuela por interrumpir la transmisión. Basados en datos acumulados entre 1958 y 1998 en los archivos del programa nacional de control de la enfermedad de Chagas, los autores detectaron una disminución de la seroprevalencia desde 44,5% hasta 9,2% durante las 4 décadas. Sin embargo, mantienen la preocupación sobre el riesgo en que vivían cerca de 4 millones de habitantes de áreas donde la enfermedad de Chagas continuaba siendo endémica.

No obstante, la manifiesta preocupación anterior, en el país ha existido y aún existe un ineficaz manejo de la campaña anti-chagásica, lo cual se refleja en el disminuido efecto del programa de control de vectores debido a la reducción o eliminación de actividades de rociamiento de insecticida anti-triatomino en casi todo el territorio venezolano como consecuencia de ajustes presupuestarios del gobierno central o su similar a nivel regional. Este aspecto se evidencia con el alto porcentaje de individuos (30%) que viven en áreas endémicas y reconocen la presencia de especies triatominas en sus localidades, encuentran triatominos intradomiciliarmente (21%), han sufrido picaduras de estos insectos (8%) o detectan migración de reconocidos vectores de ambientes selváticos o peridomésticos hasta el domicilio humano. El conjunto de condiciones ecológicas, la indiferencia de los habitantes de localidades endémicas ante la presencia de triatominos transmisores en domicilios o peridomicilios y la falta de un estricto programa de control de vectores, conspira contra el propósito del plan establecido para que Venezuela pueda eliminar la transmisión vectorial de *T. cruzi* (Feliciangeli et al., 2003, Añez et al., 2004). Aunado a la situación descrita, en recientes estudios se ha demostrado la presencia de especies triatominas atraídas, como intrusos visitantes nocturnos, a la habitación humana develando el riesgo potencial de la transmisión de *T. cruzi* sin colonización intradomiciliar de sus vectores. En este contexto, ejemplares adultos de *R. prolixus, R. pictipes, P. geniculatus* y *E. mucronatus* infectados por *T. cruzi* han sido capturados en casas bien estructuradas de áreas rurales y urbanas provenientes de ambientes peridomésticos o silvestres, incriminados como factor potencial de la ocurrencia de brotes de enfermedad de Chagas (Añez et al., 2021a).

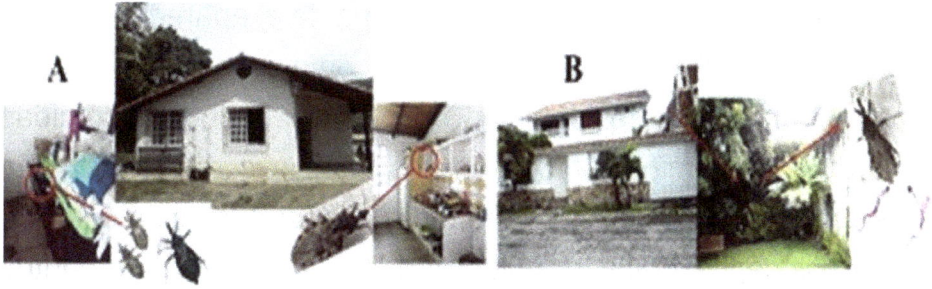

Fig. 22. Viviendas bien estructuradas de áreas rural (A) y urbana (B) con presencia de triatominos adultos provenientes de ambientes silvestres sin colonización intradomiciliar (Fotos en Añez et al., 2021a).

6.2. Resurgimiento de una enfermedad olvidada

A pesar del aparente control atribuido al efecto de la campaña contra la enfermedad de Chagas en Venezuela, a finales del siglo XX y comienzos del XXI fue observada una reemergencia de esta olvidada dolencia evidenciada por el incremento de casos agudos detectados en diferentes regiones del país por investigadores de varias instituciones (Parada et al., 1996, 1997, Añez et al., 1999a, Alarcón de Noya et al., 2010). En este respecto, exámenes serológicos realizados en individuos de localidades rurales de 11 estados de Venezuela revelaron una seroprevalencia a *T. cruzi* de 11,2%, siendo detectados del total de individuos positivos, 8,5% en niños menores de 10 años, lo cual evidenció transmisión activa de la infección chagásica (Añez et al., 2003, 2004). Posterior a esta fecha, se ha seguido detectando casos agudos, algunos fatales, en localidades del occidente del país (Añez et al., 2007). A pesar de haberse registrado la mayoría de casos agudos como consecuencia de transmisión por vía vectorial, es preocupante el aparecimiento de nuevos episodios chagásicos en contingentes de mayor envergadura debido a infección por vía oral al ingerir comidas o bebidas contaminadas con formas infectivas de *T. cruzi*. En este contexto es necesario resaltar la infección masiva ocurrida en barrios capitalinos y otras localidades de la región nor-central en cuyos episodios, se logró detectar el brote con mayor número de infectados en la región urbana de Venezuela (Alarcón de Noya et al., 2010, 2015, 2016). Asimismo, el aparecimiento de brotes micro epidémicos familiares en algunas localidades de la región andina, advierte sobre el inminente peligro de transmisión chagásica que aún persiste en Venezuela (Añez et al., 2013, 2016, 2018, 2020b).

Recientemente, un análisis crítico sobre la situación epidemiológica de la enfermedad de Chagas en Venezuela, basado en 7.291 muestras de sangre de individuos de localidades rurales de 14 estados donde se detectó la presencia de factores de riesgo para el establecimiento de la dolencia durante las dos últimas décadas, reveló 11.4% de seropositividad. El hecho de que la infección por *T. cruzi* fuera detectada en todos los estados muestreados y en los grupos etarios incluidos en niveles desde 6,7% en niños menores de 10 años hasta 31,4% en el grupo de mayor edad, indica transmisión permanente de la infección en gran parte del territorio del país (Tabla 2). Considerando el peligro potencial que representa para la población la alta seroprevalencia detectada en el referido estudio, se critica el desconocimiento de la cifra real de prevalencia nacional de la infección por *T. cruzi* manejada por el sector oficial y se enfatiza la necesidad perentoria de implementar una política de estado para el control de la dolencia, clamándose esta última como una prioridad nacional. Asimismo, se considera inadecuado tanto la infraestructura como el equipamiento para el diagnóstico, para cumplir con los objetivos perseguidos en el programa nacional de control de la dolencia. Se toma en consideración para el análisis la frecuente migración de individuos infectados desde áreas rurales hasta urbanas y se demuestra como la enfermedad de Chagas en Venezuela no es esencialmente rural como en décadas anteriores, habiendo transmisión vectorial y oral en las grandes ciudades (Alarcón de Noya et al, 2015, 2016, Añez et al., 2020b, 2021a).

Tabla 2. Seroprevalencia de *Trypanosoma cruzi* en individuos de localidades rurales de Venezuela durante el periodo 1995-2018.

	Muestras	Sero+vo	Nº (%) S e r o p o s i t i v os / Grupo de edades						
Estado	Nº	Nº (%)	0-10	11-20	21-30	31-40	41-50	51-60	>60
Anzoátegui	200	22(11)	2(9.1)	-	2(9.1)	2(9.1)	3(13.6)	8(36.4)	5(22.7)
Barinas	2212	358(16.2)	24(6.7)	38(10.6)	40(11.2)	47(13.1)	80(22.3)	88(24.6)	41(11.5)
Cojedes	722	91(12.6)	1(1.1)	2(2.2)	9(9.9)	8(8.8)	31(34.1)	40(43.9)	-
Falcón	586	16(2.7)	-	-	1(6.3)	5(31.2)	4(25)	6(37.5)	-
Guárico	63	3(4.8)	-	-	-	-	1(33.3)	1(33.3)	1(33.3)
Lara	68	2(2.9)	-	1(50)	-	1(50)	-	-	-
Mérida	996	47(4.7)	10(21.3)	5(10.6)	7(14.9)	5(10.6)	5(10.6)	10(21.3)	5(10.6)
Miranda	75	5(6.7)	-	-	-	-	-	4(80)	1(20)
Monagas	195	34(17.4)	2(5.9)	2(5.9)	2(5.9)	5(14.7)	9(26.5)	14(41.1)	-
Portuguesa	480	86(17.9)	4(4.6)	7(8.1)	13(15.1)	15(17.4)	8(9.3)	38(44.8)	1(1.2)
Táchira	27	24(88.9)	4(16.7)	15(62.5)	4(16.7)	-	-	-	1(4.1)
Trujillo	693	76(10.9)	7(9.2)	6(7.9)	8(10.5)	8(10.5)	11(14.5)	36(47.4)	-
Yaracuy	346	27(7.8)	2(7.4)	5(18.5)	2(7.4)	3(11.1)	4(14.8)	11(40.7)	-
Zulia	628	38(6.1)	10(26.3)	9(23.7)	5(13.5)	7(18.4)	2(5.3)	4(10.5)	1(2.6)
TOTAL	**7291**	**829(11.4)**	**66(7.9)**	**90(10.9)**	**93(11.2)**	**106(12.8)**	**158(19.1)**	**260(31.4)**	**56(6.7)**

Por otra parte, contrario a lo previamente señalado por algunos autores sosteniendo que la activa transmisión de *T. cruzi* en Venezuela se restringe a los estados Portuguesa, Barinas y Lara, confinada a ambientes geográficos de piedemonte y/o montañas, dedicadas a explotaciones cafetaleras (Moncayo, 2003, Aché & Matos, 2001), en estudios sobre la distribución geográfica de la infección chagásica durante los últimos 25 años, se demuestra que la enfermedad de Chagas se extiende como una franja que abarca indistintamente poblaciones humanas ubicadas en diferentes regiones desde el extremo occidente hasta localidades ubicadas en el oriente de Venezuela (Fig.23). Corrobora esta afirmación el hecho de que la infección por *T. cruzi* ha sido detectada desde los estados Sucre, Monagas y Anzoátegui, al oriente y Bolívar al sur, en localidades de poca altitud, atravesando la región nor-central (Miranda, Distrito Federal, Carabobo y Aragua) hasta los estados andinos Táchira, Mérida y Trujillo a mayor localización altitudinal, cruzando entidades ubicadas en la región centro-occidental (Lara y Yaracuy), los estados llaneros Apure, Barinas, Cojedes, Portuguesa, hasta alcanzar el estado Falcón, un ambiente semiárido ubicado en la parte nor-occidental del país, para finalizar en el estado Zulia en el extremo occidental en localidades de la Sierra de Perijá, habitada por miembros de la etnia Yukpa, en los límites con Colombia (Añez et al., 2003, 2004, 2011b, 2013, 2015a, 2020a-b, Morocoima et al., 2012, 2016, Alarcón de Noya et al, 2010, 2015.

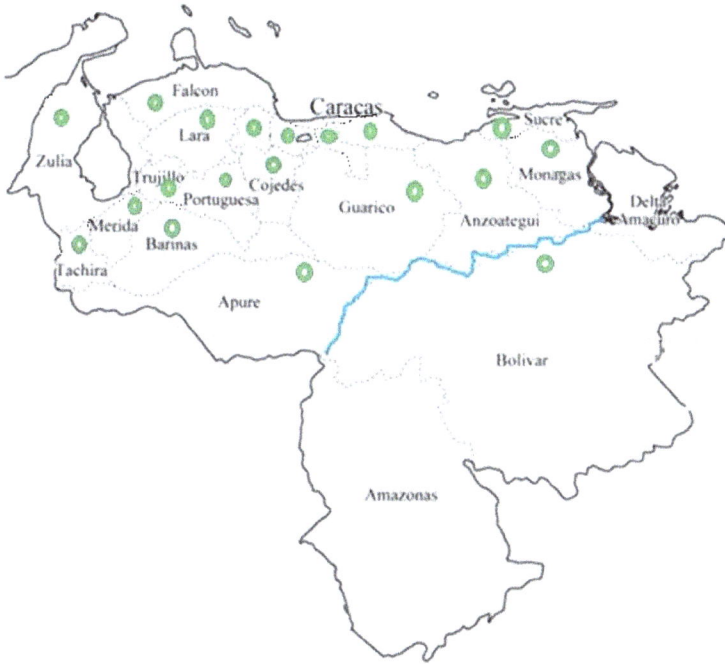

Fig. 23. Distribución de la infección por *Trypanosoma cruzi* en Venezuela.

6.3. Aspectos comparativos entre transmisión oral y vectorial de *Trypanosoma cruzi* en Venezuela

El amplio conocimiento que se tiene sobre la típica transmisión vectorial de *T. cruzi* por insectos reduvideos hematófagos de la subfamilia Triatominae, pareciera haber contribuido en subestimar la transmisión por vía oral de la infección chagásica, la cual, es quizás, el más antiguo y eficiente modo de infección entre animales silvestres en sus nichos naturales. Esta última afirmación, pareciera estar explicado por el frecuente canibalismo que aun ocurre entre animales que actúan como reservorios en focos enzoóticos, un comportamiento que revela el primitivo modo de transmisión de este parásito, lo cual parece ha estado ocurriendo desde mucho antes de su asociación con los triatominos hematófagos (Pipkin, 1969, Diotaiuti et al., 1995, Schofield, 2000, Stevens et al., 2000).

Los registros de casos de enfermedad de Chagas por transmisión oral en focos de varias localidades recientemente ocurridos en las regiones nor-central y occidental de Venezuela, permite describir este evento epidemiológico como un masivo, simultáneo y severo brote micro epidémico agudo de la enfermedad de Chagas. Este evento, asociado con la ingesta de comidas y/o bebidas contaminadas con *T. cruzi*, se caracteriza por la presencia de perfiles clínicos similarmente severos en miembros de un mismo grupo familiar que comparten el mismo domicilio y/o de habitantes de una misma localidad con comportamiento similar, quienes muestran al ser analizados alta y activa parasitemia, altos niveles de anti-*T. cruzi* IgM especifica como respuesta humoral del hospedador, e infección causada por el mismo genotipo de *T. cruzi*, todo esto en ausencia de signo de Romaña y/o chagoma de inoculación o cualquier evidencia de la puerta de entrada del parásito detectada en la infección por vía vectorial (Añez et al., 2013, 2016, 2018).

En este respecto, la comparación entre perfiles clínicos observados en pacientes agudos infectados por las rutas orales y vectoriales, muestra diferencias significativas en relación con la cantidad de síntomas presentes en ambas formas de la infección, así como en la severidad del respectivo cuadro clínico. En observaciones derivadas de estudios clínicos en pacientes chagásicos agudos infectados por vía vectorial fueron detectados en promedio 8 síntomas principales, incluyendo fiebre, mialgia, cefalea, signo de Romaña, hepatomegalia, falla cardíaca, edema y chagoma de inoculación. En este caso el signo más frecuente fue la presencia de fiebre en un 85% y la combinación de síntomas involucrando más pacientes fue la de fiebre, mialgia, cefalea y Romaña en un 20% de ellos. Del total de pacientes estudiados 15% resultaron asintomáticos, detectándose 2% de letalidad (Añez et al., 1999a). Por el contrario, el análisis de los resultados obtenidos en brotes orales de enfermedad de Chagas agudo ocurridos en el occidente de Venezuela, revela perfiles clínicos complejos constituidos por 17-18 síntomas de severidad variable, con un promedio de 9-12±4 síntomas por paciente con rangos de 5-16 síntomas/paciente, detectándose, en algunos brotes, letalidades entre 20-44%, cifras que superan ampliamente los síntomas detectados en los pacientes con infección aguda producto de transmisión vectorial de *T. cruzi* (Añez et al 2013, 2016, 2020b, Benchimol-Barbosa, 2006). En este contexto, destaca en el perfil clínico de pacientes con infección oral la presencia de edema facial y parestesia lingual, en ausencia del cuadro típico de signo de Romaña comúnmente registrado en la infección por vía vectorial, no habiéndose detectado los llamados casos subclínicos o asintomáticos. Asimismo, en los casos severos y/o fatales ocurridos, la presencia de hepatomegalia, miocarditis, derrame pericárdico y cardiomegalia fue detectada con alta frecuencia con valores de 100, 75, 50 y 25% respectivamente, lo cual fue corroborado en observaciones histopatológicas revelando grandes cantidades de formas de amastigotes y de infiltrado linfomonocitario en muestras de tejido cardíaco, hepático, esplénico, muscular y lingual de casos fatales, demostrándose la severidad de los cuadros ocurridos por este modo de transmisión masiva de *T. cruzi* (Añez et al., 2013, 2016).

Resumiendo lo anterior, en relación con los perfiles clínicos detectados, en ambas formas de transmisión de T. *cruzi,* las características descritas para cada evento en pacientes afectados permiten considerar a la transmisión oral mucho más eficiente que la ampliamente conocida vía vectorial. Sin embargo, a pesar de las diferencias de severidad observada entre las dos formas de transmisión, existe correspondencia en los hallazgos parasitológicos, serológicos y moleculares, con los cuales fue evidenciada la presencia de formas sanguícolas y tisulares de *T. cruzi,* anticuerpos anti-*T. cruzi* con niveles variables de IgM e IgG específicas, además de ADN de *T. cruzi*, incluyendo genotipos similares del parásito.

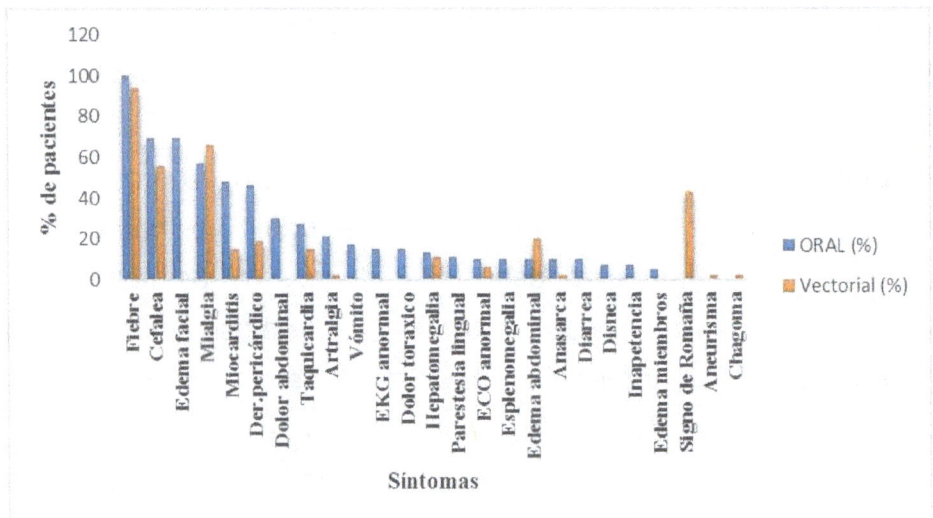

Fig. 24. Detección de síntomas en pacientes chagásicos infectados por vía oral y vectorial en localidades del occidente de Venezuela.

6.4. Seguimiento post tratamiento de pacientes chagásicos, persistencia parasitaria y criterios de cura en la enfermedad de Chagas

La terapia contra la enfermedad de Chagas, utilizando nitroderivados (Benznidazole y/o Nifurtimox), provoca regresión de los síntomas clínicos en pacientes, pudiéndose prevenir resultados fatales durante la fase aguda de la infección como consecuencia de la reducción en la población de parásitos circulantes en el torrente sanguíneo. El proceso de disminución del número de tripomastigotes sanguícolas y la mejoría observada en el individuo infectado ha sido mal interpretado, considerándose con frecuencia como cura parasitológica. Sin embargo, aunque el tratamiento mencionado logra eliminar parte de la población de parásitos circulantes, el mismo no produce un efecto similar sobre las formas de amastigotes de *T. cruzi* que colonizan los distintos tejidos del hospedador, las cuales persisten dividiéndose sin que las drogas utilizadas perturben su supervivencia. Por otra parte, la capacidad de *T. cruzi* de persistir y mantener su actividad biológica dentro de las células hospedadoras en diferentes tejidos, pareciera un aventajado comportamiento evolutivo que le ha permitido permanecer por largos períodos intracelularmente, en ocasiones sin ser detectado por el sistema defensivo del hospedador. La persistencia tisular de *T. cruzi* es un evento involucrado como parte del proceso que explica el aparecimiento de fallas cardíacas (miocarditis, arritmias) y/o problemas digestivos (mega esófago, mega colon) en enfermos chagásicos crónicos.

Este hecho amerita ser analizado con mayor profundidad tomando en consideración el efecto relativo del tratamiento, lo cual en conjunción con la persistencia parasitaria tisular pudiera estar interfiriendo sobre la veracidad de los criterios de cura de la enfermedad de Chagas considerados hasta el presente. En la actualidad el criterio fundamental tomado en cuenta para considerar la cura en un paciente chagásico tratado con nitrofuranos, es la expresión de sero-negatividad en el despistaje serológico. Sin embargo, existe evidencia de individuos seronegativos con sintomatología detectada por electro y ecocardiografía, mostrándose, además, persistencia parasitaria en fibras cardíacas (Tabla 3) y en procesos gingivales inflamatorios (Añez et al., 1999b, 2011a, 2015b). Por tal razón, dada la cantidad de métodos diagnósticos existentes en la actualidad, producto de la nueva biotecnología, parece pertinente considerar como robustos criterios de cura en pacientes chagásicos crónicos la total negatividad en todos los medios utilizados para detectar el parásito, incluyendo parte de su genoma (ADN específico) y la respuesta inmune expresada, además del criterio clínico, serológico, parasitológico, histopatológico y molecular. En la Tabla 3, se muestra un ejemplo producto de un estudio sobre el seguimiento de una cohorte de pacientes chagásicos entre 1-23 años post tratamiento con Benznidazole, llevado a cabo en el occidente de Venezuela (Añez et al., 2015b).

Tabla 3. Condición clínica en cohorte de pacientes a diferentes períodos post tratamiento detectada en el occidente de Venezuela.

Pacientes		Características de perfiles clínicos												Pacientes
Condición inmunológica N° (%)	Perfil Clínico N° (%)	EKG Normal	Anormal	ECO Normal	Anormal	Persistencia Parasitaria Si	No	Hemocultivo +vo	-vo	PCR Sangre +vo	-vo			Condición clínica N° (%)
Seronegativos 18 (30)	Asintomáticos 13 (22)	13	0	13	0	0	13	0	13	0	13			Curados 13 (22)
	Sintomáticos 5 (8)	0	5	2	3	3	2	0	5	0	5			Conva-lecientes 5 (8)
Seropositivos 42 (70)	Asintomáticos 21 (35)	21	0	21	0	12	9	2	19	7	14			Inaparentes 21 (35)
	Sintomáticos 21 (35)	7	14	5	16	9	12	0	21	4	17			Crónicos 21 (35)
Total: 60	Asintomáticos: 34 (57) Sintomáticos: 26 (43)	41 (68)	19 (32)	41 (68)	19 (32)	24	36	2	58	11	49			

7. Comorbilidad Enfermedad de Chagas / COVID-19

El virus del síndrome respiratorio agudo severo (SARS-CoV-2- por sus siglas en inglés), es el agente etiológico del COVID-19, considerada la peor pandemia global del siglo XXI. Este agente ha sido el causante de un grado de infectividad y letalidad estimado en 2%, el cual puede variar dependiendo de las condiciones de países entre 0.1% al 25% de acuerdo a los casos confirmados hasta la fecha de esta redacción (WHO/PAHO, 2021). El patrón clínico del COVID-19 se caracteriza por la presentación de fiebre, tos, mialgia, fatiga, cefalea, diarrea, la cual puede progresar ocasionando disnea, síndrome respiratorio severo (neumonía), afección cardiaca, desorden olfatorio (anosmia) y del gusto (ageusia) o presentando casos fatales (Zeigler et al., 2020;

Guan et al., 2020; Holshue et al., 2020; Huang et al.,2020; Wölfel et al., 2020; Zou et al., 2020, Dhama et al., 2020, Willis et al., 2021). Para comienzos de 2022, los casos confirmados en el mundo superaban los 300 millones de infectados y sobre los 5 millones de muertes en 240 países. De este total, 56 países habían sido afectados en América con cerca de 100 millones de infectados y sobre 2 millones de casos fatales (WHO/PAHO, 2021). Sin embargo, variantes del SARS-CoV2 (ej. Delta, Ómicron) continúan infectando y extendiéndose por todas las regiones del globo.

Las implicaciones cardiacas de la enfermedad de Chagas relacionadas con la coinfección con SARS-CoV-2 se desconocen, y se requiere más investigación para precisar el efecto de tal comorbilidad. Sin embargo, previos reportes sugieren que los principales efectos provocados por el coronavirus son debidos fundamentalmente a su unión con los receptores de la enzima convertidora de la angiotensina (ACE2-por sus siglas en inglés). Esta unión ha sido también detectada durante el curso de la patología de la enfermedad de Chagas, asumiéndose que la cardiopatía observada en enfermos chagásicos pudiera estar relacionada con los niveles de receptores de ACE2 (Zaidel et al., 2020, Guzik et al., 2020). Estos receptores son encontrados en pericitos perivasculares, neumocitos, macrófagos, cardiomiocitos, endotelio de capilares y capilares, jugando un rol esencial en la microcirculación provocando respuesta inflamatoria y, consecuentemente, induciendo la disfunción endotelial y frecuente daño miocárdico (Zaidel et al., 2020, Guzik et al., 2020). Este hecho parece indicar que la comorbilidad enfermedad de Chagas/COVID-19, con sus respectivos agentes etiológicos coexistiendo en el mismo hospedador, incrementa el daño cardiaco desmejorando la evolución de la condición clínica en pacientes chagásicos crónicos.

La explicación antes expuesta es compartida por algunos investigadores quienes consideran que los receptores de la enzima convertidora de la angiotensina (ACE2) puede simultáneamente jugar un crucial rol durante la infección y patogénesis causada por *T. cruzi*, actuando como elemento clave para la entrada del virus SARS-CoV-2 a los tejidos con la consecuente infección y colonización de la mayoría de los órganos del hospedador (Zaidel et al., 2020). Considerando el incremento de los receptores de la ACE2 en la mayoría de los tejidos de enfermos chagásicos, incluyendo epitelio vascular, corazón y pulmón, entre otros, la infección viral podría causar afeccion respiratoria y daño cardiaco, hecho que complicaría la condición clínica en pacientes chagásicos crónicos aumentando la morbi-mortalidad de la coinfección (Diaz-Hernández et al., 2021).

Aunque esta explicación parece razonable desde el punto de vista teórico, algunos autores registran resultados que parecen contradecir lo anterior, indicando no haber encontrado evidencias relacionadas con el número de infectados o con la severidad de síntomas característicos atribuidos a la infección viral, detectados en individuos que han sufrido previamente enfermedad de Chagas (Molina et al., 2021, Añez et al., 2022). En consecuencia, tales observaciones no comparten la hipótesis asumiendo que la coinfección por *T. cruzi* / SARS-CoV-2 pueda causar un efecto devastador en pacientes afectados, explicado como posible consecuencia de un cuadro inmunocomprometedor generado por la infección viral, condición supuestamente debida a la acción sinérgica del COVID-19 reactivando parásitos persistentes en tejidos de enfermos chagásicos (Añez et al., 1999, Zaidel et al., 2020, Diaz-Hernández et al., 2021).

En relación con lo anterior, otro argumento que podría apoyar un efecto atenuante, es la característica de *T. cruzi* de generar una robusta respuesta inmune en el hospedador humano. Este hecho está basado en una balanceada respuesta tipo Th1/Th2, provocada por la acción concertada de macrófagos, neutrófilos, células dendríticas, CD4$^+$ y CD8$^+$- células T y células B. Asimismo, esta respuesta podría estar reforzada por una función similar atribuida a las células Th17 (Amezcua-Vesely et al., 2020). Como consecuencia, una alta frecuencia de IL-17 podría ser encontrada en pacientes chagásicos, quienes mostrarían una atenuada manifestación clínica (Añez et al., 2022).

Por otra parte, y a riesgo de parecer especulativo el argumento, podría pensarse que la alta variabilidad antigénica en la membrana de *T. cruzi*, permitiría al parásito generar en el hospedador, anticuerpos con diferentes especificidades. Tal actividad atribuida, en parte, a la presencia de glicoproteínas en la membrana de *T. cruzi*, sería capaz de mediar en la expresión de proteínas de superficie con la capacidad de inducir inmunogenicidad junto con probada antigenicidad, una actividad que se ha demostrado también en *Leishmania, Trypanosoma rangeli* y *Plasmodium* (Schechter & Nogueira, 1988, Silva et al., 1989, Ferguson, 1997, Englund, 1993, McConville & Ferguson, 1993, Añez-Rojas et al., 2006, Rojas et al., 2008, Crisante et al., 2015). Asimismo, la antigenicidad de glicoproteínas de *T. cruzi* ha sido también comprobada en suero de pacientes chagásicos en diferentes fases de la infección, lo cual indica que las fracciones proteicas fueron específicamente reconocidas por anticuerpos anti-*T. cruzi* (Crisante et al., 2015). Similar a lo observado para *T. cruzi* y pacientes chagásicos, previos reportes han producido evidencias indicando que pacientes maláricos fueron capaces de desarrollar anticuerpos anti-*Plasmodium* cuando fueron enfrentados a glicoproteínas de membrana de algunas especies de *Plasmodium* (Parodi & Cozzani, 2020).

En relación con SARS-CoV-2, el virus se caracteriza por presentar varios tipos de glicoproteínas (GPs) incluyendo, GPS de membrana, GPs de las espículas (corona) y GPs con propiedades de acetil esterasa y hemaglutinación. Estas glicoproteínas podrían ser identificadas por anticuerpos anti-GPs, protegiendo contra la infección del virus SARS-CoV-2 o induciendo un leve o moderado perfil sintomático de la enfermedad (Parodi & Cozzani, 2020). Así como se observa en pacientes maláricos, los pacientes chagásicos que sufren comorbilidad con COVID-19, podrían desarrollar anticuerpos anti- glicoproteínas de *T. cruzi*, que identifiquen glicoproteínas del SARS-CoV-2 y, en consecuencia, generar acción protectora contra COVID-19 o, en todo caso, inducir un patrón atenuado de la enfermedad. Esta aparente respuesta parece apoyar previos reportes demostrando que, individuos con infección chagasica sintomática o asintomática, presentan anticuerpos contra antígenos específicos de *T. cruzi*, dirigidos a glicoproteínas de *T. cruzi* (Crisante et al., 2015). Por otra parte, estudios realizados en animales experimentales demuestran que la infección primaria por *T. cruzi* previene infecciones severas, estableciendo protección en esos animales siendo resistentes a una segunda infección con el mismo parasito (Añez et al., 2011). Un evento similar ha sido evidenciado en individuos infectados con malaria quienes, aunque no totalmente protegidos, los efectos clínicos de repetidas infecciones son mucho menos severas que en las personas no inmunizadas (Mendoça & Barrel-Neto, 2015). Este hecho parece indicar que la inmunidad contra malaria no necesariamente previene la infección; sin embargo, limita la densidad parasitaria y la severidad de los síntomas (Tran et al., 2013). Esta tendencia es posible que se exprese no solo en la comorbilidad malaria / COVID-19, sino también podría ser posible en la coinfección causada por *T. cruzi* / SARS-CoV-2 (Añez et al., 2022).

8. Conclusiones y sugerencias sobre la enfermedad de Chagas en Venezuela

La reflexión generada del análisis sobre la enfermedad de Chagas en Venezuela conduce a las siguientes conclusiones: **i.** Ha existido, y aún existe, un ineficiente manejo de la campaña anti-chagásica, reflejado en las fallas del programa de control de vectores debido a la reducción o eliminación de rociamiento de insecticida anti-triatomino como consecuencia de ajustes presupuestarios. **ii.** La falla anterior ha generado la exposición de gran parte de la población bajo riesgo a la transmisión intradomiciliar de la infección, y/o a la migración de triatominos vectores desde ambientes selváticos o peridomésticos, capaces de transmitir la infección sin colonización del domicilio. **iii.** El conjunto de condiciones ecológicas, la indiferencia de los habitantes ante la presencia de triatominos y la falta de un estricto programa de control de vectores, conspira contra el propósito del plan establecido para que Venezuela pueda eliminar la transmisión de *T. cruzi* y controlar la enfermedad de Chagas. **iv.** El resurgimiento de casos agudos en áreas rurales y urbanas de fácil acceso a los centros diagnósticos, advierte sobre la casuística en localidades alejadas de los centros de atención, donde las biocenosis naturales son frecuentemente irrumpidas por la actividad humana, pudiendo ser la génesis potencial de futuros brotes epidémicos. v. La distribución geográfica de la casuística observada durante los últimos 25 años, sugiere que la enfermedad de Chagas se extiende como una franja que abarca indistintamente poblaciones humanas desde el extremo occidente, en el borde con Colombia, hasta localidades ubicadas en el oriente de Venezuela. vi. La tendencia oficial de dar prioridad a problemas de salud pública de aguda complicación y puntual aparecimiento (ej. Dengue, Chikungunya, SIDA y recientemente COVID-19) ha mantenido el programa de lucha contra la enfermedad de Chagas en un segundo plano de atención, dejándole presupuesto insuficiente para cumplir con el plan de control y prevención de la misma.

Todo lo anterior permite sugerir a los organismos de poder nacional, incluyendo el ministerio de salud, responsable por el control de esta dolencia, la imperiosa necesidad de mejorar los servicios de atención de la salud de pobladores que habitan localidades donde la enfermedad de Chagas es endémica. La sugerencia involucra la dotación de personal adiestrado para, por lo menos, reconocer los riesgos de infección y detectar o sospechar infección por T. cruzi que justifiquen referencia hacia los centros de diagnósticos especializados. Finalmente, los argumentos esgrimidos sobre la situación actual de la infección chagásica en el país, parece justificar la aprobación y/o activación de una ley nacional por parte del gobierno central que declare el control de la enfermedad de Chagas como una política de estado en Venezuela.

8.1. Comentarios finales

Debido a que, por mucho tiempo, la endemicidad de la enfermedad de Chagas ha sido asociada con poblaciones rurales marginales, reconocidas por su extrema pobreza, se ha generado un alto grado de exclusión e injusta estigmatización en individuos portadores de la infección. Este hecho, ha impedido que los pobladores de localidades donde existe factores de riesgo de transmisión de *T. cruzi* acudan espontáneamente para su evaluación diagnóstica o permitan un efectivo control y/o tratamiento de la dolencia, tratando de evitar el rechazo social y las restricciones para ingresar al mercado laboral o a cuerpos de seguridad de los correspondientes estados. Por tal razón, es común recibir en los centros diagnósticos a individuos originarios de áreas rurales solicitando certificados de pruebas específicas sobre enfermedad de Chagas para optar por una plaza laboral o ser admitidos en alguna academia militar. La explicación para tal requisito parece deberse a la sospechada asociación entre la salud de esos individuos y sus dificultades potenciales para la realización de un trabajo que involucre cierto grado de fortaleza o ejercitación que pudiera resultar en muerte súbita, generando pérdidas económicas y/o fallas humanas en un contingente militar, según el caso.

En un contexto global el rápido proceso urbanizador, transgresor de las biocenosis naturales, ocurrido en las últimas décadas en Latinoamérica, aunado a la constante migración de pobladores desde áreas rurales hacia las urbanas, de un país a otro de la región y a otros continentes, ha provocado una rápida y extensa propagación de la enfermedad de Chagas hasta latitudes no end¶micas para esta dolencia americana. La consecuencia inmediata de las migraciones de individuos infectados a las regiones indicadas, en las que esta parasitosis es desconocida o pobremente estudiada, pudiera provocar confusión en los o profesionales de la salud quienes regularmente practican transfusiones de sangre o trasplante de órganos ante el aparecimiento de perfiles clínicos inesperados o detectan transmisión congénita en atención de partos de madres originarias de regiones endémicas. Por lo antes expuesto se corre el riesgo de que la enfermedad de Chagas se transforme en un futuro cercano en otra preocupación global para la salud de pobladores intercontinentales.

9. Referencias

Aché, A. & Matos, A.J. (2001). Interrupting Chagas disease transmission in Venezuela. *Revista do Instituto de Medicina Tropical de São Paulo, 43*(1), 37-43.

Affranchino, J. L., Ibáñez, C. F., Luquetti, A. O., Rassi, A., Reyes, M. B., Macina,

R. A., ... Frasch, A. A. C. (1989). Identification of a *Trypanosoma cruzi* antigen that is shed during the acute phase of Chagas disease. *Molecular and Biochemical Parasitology, 34*(3), 221-228.

Alarcón de Noya, B., Díaz-Bello, Z., Colmenares, C., Ruiz-Guevara, R., Mauriello, L., Zavala-Jaspe, R.... Noya, O. (2010). Large Urban outbreak of orally-acquired acute Chagas disease at a school in Caracas, Venezuela. *Journal of Infectious Diseases, 201*(9), 1308-1315.

Alarcón de Noya, B., Díaz-Bello, Z., Colmenares, C., Ruiz-Guevara, R., Mauriello, L., Muñoz-Calderón, A., *et al.* (2015). Update on oral Chagas disease outbreaks in Venezuela: epidemiological, clinical and diagnostic approaches. *Mem Instituto Oswaldo Cruz. 110:377-386.*

Alarcón de Noya, B., Colmenares, C., Díaz-Bello, Z., Ruiz-Guevara, R., Medina, K., Muñoz-Calderón, A., et al. (2016*).* Orally-transmitted Chagas disease: epidemiological, clinical, serological and molecular outcomes of a school microepidemic in Chichiriviche de la Costa, Venezuela. *Parasite Epidemiol Control. 1(2):188-98.*

Amezcua-Vesely MC., Rodríguez, C., Gruppi, A., Acosta Rodríguez, EV. (2020). Interleukin-17 mediated immunity during infections with *Trypanosoma cruzi* and other protozoans. *BBA-Molecular Basis of Disease, 1866, 175706.*

Andrades, C.R., Andrade, P.P., Wright, E.P. (1988). *Leishmania donovani*

antigens recognized by Kala-azar patient sera and identification of cross-reacting antigens to Chagas disease. *Brazilian Journal of Medical and Biological Research, 21*(3), 511-515.

Andrews, N. W. (1993). Living dangerously: How *Trypanosoma cruzi* uses lysosomes to get inside host cells, and then escapes into the cytoplasm. *Biological Research, 26*(1-2), 65-67.

Añez, N. (1977). Sobre el problema del histotropísmo en dos cepas de *Trypanosoma cruzi* Chagas, 1909 en ratones albinos machos. Tesis de M.Sc. Facultad de Ciencias. Universidad de Los Andes.

Añez, N., Carrasco, H., Parada, H., Crisante, G., Rojas, A., Gonzalez, N. Scorza, J. V. (1999a). Acute Chagas' disease in western Venezuela: A clinical, sero-parasitologic and epidemiologic study. *American Journal of Tropical Medicine and Hygiene, 60*, 215-222.

Añez, N., Carrasco, H., Parada, H., Crisante, G., Rojas, A., Fuenmayor, C.... Ramírez, J.L. (1999b). Myocardial parasite persistence in chronic chagasic patients. *American Journal of Tropical Medicine and Hygiene, 60,* 726-732.

Añez, N., Crisante, G., Rojas, A., Carrasco, H., Parada, H., Yépez, Y.... Ramírez, J.L. (2001). Detection and significance of inapparent infections in Chagas disease in western Venezuela. *American Journal of Tropical Medicine and Hygiene, 65*(3), 227-232.

Añez, N., Crisante, G., Rojas, A., Díaz, N., Añez-Rojas, N., Carrasco, H.... Bonfante-Cabarcas, R. (2003). La cara oculta de la enfermedad de Chagas en Venezuela. *Boletín de Malariología y Salud Ambiental, 43*(2), 45-57.

Añez, N., Crisante, G., Rojas, A. (2004). Update on Chagas disease in Venezuela: A review. *Memórias do Instituto Oswaldo Cruz, 99*(8), 781-787.

Añez, N., Saavedra, C., Crisante, G., Rojas, A., Lizano, E. (2005). Infección natural por *Trypanosoma cruzi* en *Panstrongylus geniculatus* (Latreille, 1811) de la región Montana de Mérida, Venezuela. *Boletín de Malariología y Salud Ambiental,* 45(2), 139-141.

Añez, N., Crisante, G., Parada, H. (2007). Nuevos casos agudos de enfermedad de Chagas en el Occidente de Venezuela. *Salus,* 11(1), 87-90.

Añez, N., Crisante, G., Añez-Rojas, N., Rojas, A., Moreno, G., Da Silva, F., Teixeira, M. (2009a). Genetic typing of Trypanosoma cruzi isolated from different hosts and geographical areas of western Venezuela. *Boletín de Malariología y Salud Ambiental,* 49(2): 55-62.

Añez, N., Crisante, G., Romero, M (2009b). Supervivencia e infectividad de formas metacíclicas de *Trypanosoma cruzi* en alimentos experimentalmente contaminados. *Boletín de Malariología y Salud Ambiental,* 49 (1), 91-96.

Añez, N., Romero, M., Crisante, G., Bianchi, G., Parada, H. (2010). Valoración comparativa de pruebas serodiagnósticas utilizadas para detectar enfermedad de Chagas en Venezuela. *Boletín de Malariología y Salud Ambiental, 50*(1), 17-27.

Añez, N., Crisante, G., Caraballo, F., Delgado, W., Parada, H. (2011a) *Trypanosoma cruzi* persistence at oral inflammatory foci in chronic chagasic patients. *Acta Trópica 117, 207-211.*

Añez, N., Atencio, R., Rivero, Z., Bracho, A., Rojas, A., Romero, M., Crisante, G. (2011b). Chagas disease inapparent infection in asymptomatic individuals from a Yukpa ethnic community in western Venezuela. *Boletín de Malariología y Salud Ambiental,* 51(2), 167-175.

Añez, N., Crisante, G., Rojas, G., Dávila, D. (2013). Brote de enfermedad de Chagas agudo de posible transmisión oral en Mérida, Venezuela. *Boletín de Malariología y Salud Ambiental, 53*(1), 1-11.

Añez, N., Crisante, G., Araujo, S., Añez, M., Rojas, A., Parada, H. (2015a). Detection and significance of *Trypanosoma cruzi* persistence in inflamed gingival foci in Chagas disease. *International Journal of Clinical Medicine Research,* 2(2), 8-13.

Añez, N., Crisante, G., Rojas, A., Araujo, S., Liuzza, A., Mesa, J., Parada, H. (2015b). A follow up study of chagasic patients with special reference to *Trypanosoma cruzi* persistence and criteria of Chagas disease cure. *International Journal of Clinical Medicine Research,* 2(3), 20-29.

Añez, N., Crisante, G., Rojas, A., Rojas, R.O., Bastidas, J. (2016). A new acute oral Chagas disease outbreak in Merida, Venezuela: A comprehensive study. *International Journal of Clinical Medicine Research, 3(1):29-37.*

Añez, N., Rojas, A., Crisante, G., Parra, J., Vivas, D., Parada, H. (2018). Enfermedad de Chagas en el estado Táchira: Reporte de un nuevo brote por transmisión oral de *Trypanosoma cruzi* en el occidente de Venezuela. *Boletín de Malariología y Salud Ambiental,* 58(1-2): 46-56.

Aᵻez, N., Crisante, G., Rojas, A., Segnini, S., Espinoza-Ξlvarez, O. Teixeira, MMG. (2020a). Update on Chagas disease in Venezuela during the period 2003-2018. A Review. *Acta Tropica, 203 105310*. *http://doi.org/10.106/j.actatropica,2019105310*.

Aᵻez, N. (2020b). Chagas disease in Venezuela: from neglected to reemerging infection. A critical review. *CientMed, 1(2):1-10.*

Aᵻez, N., Crisante, G., Rojas, A. (2021a). Chagas disease in Merida State-Venezuela: presence of triatomine bug species and potential risk of *Trypanosoma cruzi* transmission without indoor colonization. *CientMed, 2(18):1-10.*

Aᵻez, N., Crisante, G. (2021b). The tissue specific tropism in *Trypanosoma cruzi*. Is it true? *Acta Tropica, 213 (2021)105736*. *https://doi.org/10.1016/j.actatropica.2020.105736*

Aᵻez, N. (2021c). Reino Protozoa con especial referencia al concepto de protozoos par®sitos. IN: Reinos de la naturaleza. *Ed. Péfaur, J & Fermín G. Mérida-Venezuela.*

Aᵻez, N., Crisante, G., Salmen, S., Paredes, C., Parada, H. (2022). Chagas disease/COVID-19 comorbidity. An advantage to chagasic patients? *Revista Biomédica, 33(3):105-113. https://doi.org/10.32776/revbiomed.v33i3.1054.*

Aᵻez-Rojas, N., Garcºa-Lugo, P., Crisante, G., Rojas, A., Aᵻez, N. (2006). Isolation, purification and characterization of GPI-anchored membrane proteins from *Trypanosoma rangeli* and *Trypanosoma cruzi*. *Acta Tropica,97*(2), 140-145.

Araujo A, Jansen A M, Reinhard K, Ferreira L F. (2009). Paleoparasitology of Chagas disease. A Review. *Mem Inst Oswaldo Cruz,* 104 (Suppl.1):9-16.

Aufderheide, A. C., Salo, W., Madden, M., Streitz, J., Buikstra, F., Guhl, F...., Allison, M. (2004). A 9000-year record of Chagas disease. *Proceedings of the National Academy of Sciences of the United States of America, 101*(7), 2034-2039.

Berti, A. L., GÆmez-Nß¿ez, J.C., Guerrero, L., Garcºa, G. (1961). ConversiÆn de la campa¿a de erradicaciÆn de la malaria en profilaxis de la enfermedad de Chagas. *Revista de Sanidad y Asistencia Social, 26* (1), 24-32.

Bittencourt, A. L., 2000. Transmiss²o vertical da doen´a de Chagas. In: *Trypanosoma cruzi e doença de Chagas.* Brener, Andrade, Barral-Neto Ed. 2da Edi´²o. Guanabara Koogan.

Brisse, S., Verhoef, J., Tibayrenc, M. (2001). Characterization of large and small subunit rRNA and mini-exon genes further supports the distinction of six *Trypanosoma cruzi* lineages. *International Journal for Parasitology*, *31*(11),1218-1226.

Brumpt, E. (1913). O xenodiagnostico. Aplicaçao ao diagnóstico de algunas infecciones parasitarias en particular a trypanosomiasis de Chagas. *Ann. Paul. Med*, *3*, 97.

Camargo, M.E. (1966). Fluorescent antibody test for the diagnosis of American trypanosomiasis. Technical modification employing preserved culture forms of *Trypanosoma cruzi* in a slide test. *Revista do Instituto de Medicina Tropical de São Paulo, 8*(5), 227-234.

Camargo, M. E., Segura, E. I., Kagan, I. G., Souza, J. M., Cavalheiro J. R., Yanovsky, J. E., Guimarães, M. C. (1986). Three years of collaboration on the standardization of Chagas' disease serodiagnosis in the Americas: an appraisal. *Bulletin of the Pan American Health Organization, 20*(3), 233-244.

Camargo, M. E. (1987). Diagnostico serológico da doença de Chagas. *Ars Cardiología, 9*, 29-38.

Carbonetto, C. H., Hajos, S. E., Margni, R. A., Cristopoulos, C. (1983). Estudio serológico en pacientes con enfermedad de Chagas crónica. *Medicina, 43*(2), 131-166.

Carrasco, H., Parada, H., Guerrero, L., Duque, M., Durán, D., Molina, C. (1994). Prognostic implications of clinical, electrocardiographic and hemodynamic findings in chronic Chagas disease. *International Journal of Cardiology*, 43, 27-38.

Carrasco, H J., Frame, I A., Valente, S A., Miles, M A. (1996). Genetic exchange as a possible source of genomic diversity in sylvatic populations of *Trypanosoma cruzi. American Journal of Tropical Medicine and Hygiene.;54(4):418-24. doi: 10.4269/ajtmh.1996.54.418.*

Carrasco, H., Añez, N., Fuenmayor, C., Parada, H., Crisante, G., Rojas, A., Inglessis, I., González, N., Percoco, G., Guevara, P., Ramírez, J. L., Landaeta, C. (1999). Evolución clínica, parasitológica e histopatológica de pacientes chagásicos agudos tratados con benznidazole. *Avances Cardiológicos,* 19(3), 74-80.

Carrasco, H J., Segovia, M., Londoño, J C., Ortigosa, Rodríguez, M., Martínez, C E. (2014). *Panstrongylus geniculatus* and four other species of triatomine bug involved in the *Trypanosoma cruzi* enzootic cycle: high risk factors for Chagas' disease transmission in the Metropolitan District of Caracas, Venezuela. *Parasites & Vectors*, **7**,602 doi:10.1186/s13071-014-0602-7.

Chagas, C. (1909). Nova tripanozomiase humana. Estudos sob a morfologia e o ciclo evolutivo do *Schizotrypanum cruzi* n. gen., n. sp. agente etiológico de nova entidade mórbida no homem. *Memórias do Instituto Oswaldo Cruz,* 1, 159-218.

Colli, W., Manso, M. J. (1999). Relevant glycoconjugates on the surface of *Trypanosoma cruzi. Memórias do Instituto Oswaldo Cruz, 94*(1), 37-49.

Corliss, JO. (1994). An interim utilitarian (user-friendly) hierarchical classification and characterization of the protists. *Acta Protozool,* 33, 1-51

Coura, J. R. (2007). Chagas disease: What is known and what is needed. A background article. *Memorias do Instituto Oswaldo Cruz,* 102 (suppl.1), 113-122.

Coura J. R, Borges-Pereira J. (2010). Chagas disease: 100 years after its discovery. A systemic review. *Acta Tropica*, 115, 5–13.

Crisante, G., García, P., Rojas, A., Graterol, D., Contreras, V., Añez, N. (2015). Validation of *Trypanosoma cruzi*-GPI anchored membrane proteins for specific serodiagnosis of Chagas disease. *American Journal of Microbiology and Biotechnology, 2(3), 26-37.*

Da Silveira, J.F (2000). Biología Molecular do *Trypanosoma cruzi. En: Trypanosoma cruzi e doença de Chagas.* (2ª ed.). Ed. Brener, Andrade & Barral-Neto; Guanabara Koogan, Rio de Janeiro, pp:127-152.

De Souza, W. (2000). O Parasito e sua interação com os hospedeiros. En: *Trypanosoma cruzi e* Doença de Chagas. Ed. Brener/Andrade/Barral-Neto, 2ᵈᵃ Edição, Guanabara-Koogan.

De Souza, W., De Carvalho, TMU., Barrias, ES (2010). Review on *Trypanosoma cruzi*: Host Cell Interaction. *International Journal of Cell Biology*. Vol. 2010, Article ID 295394, 18p, doi:10.1155/2010/295394.

Dias, E., Laranja, F.S., Nobrega, G. (1946). Doença de Chagas. *MES/IOC Imprensa Nacional (Rio de Janeiro)116pp.*

Dhama, K., Khan, AS., Tiwari, R., Sircar, S., Sudipta Bhat, YSM., Singh, KP., et al. (2020) Coronavirus Disease 2019– COVID-19. *Clin Microbiol Rev,* 33: e00028-20.

Diaz-Hernández A, González-Vázquez MC, Arce-Fonseca M, Rodriguez-Morales

O, Cedillo-Ramírez ML, Carabarin-Lima A. (2021). Risk of COVID-19 in Chagas Disease Patients: What Happens with Cardiac Affectations? *Biology (Basel).10(5):411. doi: 10.3390/biology10050411. PMID: 34066383; PMCID: PMC8148128.*

Dias, J. C., Silveira, A. C., Schofield, C. J. (2002). The impact of Chagas' disease control in Latin America: A review. *Memórias do Instituto Oswaldo Cruz, 97*(5), 603-612.

Díaz-Bello, Z., Zavala, R., Díaz, M., Mauriello, L., Maekelt, A., Alarcón, B. (2008). Diagnóstico confirmatorio de anticuerpos anti-*Trypanosoma cruzi* en donantes referidos de bancos de sangre en Venezuela. *Investigación Clínica, 49(2)*, 141-150.

Do Campo, R. (1993). Calcium homeostasis in *Trypanosoma cruzi. Biological Research, 26*(1-2), 189-196.

Do Campo, R., Moreno, S. N. (1996). The role of Ca^{+2} in the process of cell invasion by intracellular parasites. *Parasitology Today, 12*(2), 61-65.

Donis, J. H. (2012). Evaluación de la validez y confiabilidad de una prueba diagnóstica. *Avances en Biomedicina,* 1(2), 73-81.

Englund, P. (1993). The structure and biosynthesis of glycosyl phosphatidyl inositol protein anchors. *Ann. Rev. Biochem. 62(1), 121-138.*

Feliciangeli M.D., Campbell-Lendrum D., Martínez C., González D., Coleman P., Davies C. (2003). Chagas disease control in Venezuela: lessons for the Andean region and beyond. Trends Parasitol **19**: 44-49.

Ferguson, M. A. J. (1997). The surface glycoconjugates of Trypanosomatid parasites. *Phil. Trans. Roy. Soc. London. Series B: Biological Sciences. 352(1359), 1295-1302.*

Ferreira, M. S., Lopes, E. R., Chapadeiro, E., Dias, J. C. P., Luquetti, A. O. (1996). Doença de Chagas. Em R. Veronesi, & R. Focaccia (Ed.). *Tratado de infectologia.* (pp. 1175-1213). São Paulo, Brasil: Editora Atheneus.

Galili, U., Mandrell, R., Hamadeh, R., Shohet, S., Griffin, J. (1988). Interaction between human natural anti αgalactosyl immunoglobulin G and bacteria on the human flora. *Infection and Immunity, 56*(7), 1730-1737.

Gamboa, J. (1974). Ecología de la Tripanosomiasis Americana (Enfermedad de Chagas) en Venezuela. *Boletín de la Dirección de Malariología y Saneamiento Ambiental, 14*, 3-20.

Garnham, P. C. C. (1980). The significance of inapparent infection in Chagas disease and other forms of trypanosomiasis. *Memórias do Instituto Oswaldo Cruz*, 75, 181-188.

Gascon, J., Bern, C., Pinazo, MJ. (2010). Chagas disease in Spain, the United States and other non-endemic countries. *Acta Tropica,* 115 (1-2), 22-27.

Gazzinelli, R. T., Pereira, M. E. S., Romanha, A., Gazzinelli, G., Brener, Z. (1991). Direct lysis of *Trypanosoma cruzi*: a novel effector mechanism of protection mediated by human anti–gal antibodies. *Parasite Immunology, 13*(4), 345-356.

Guan W, Ni Z, Hu Y, Liang W, Ou C, He J, et al. (2020). Clinical characteristics of coronavirus disease in China. *N Engl J Med. 382:1708–20. doi:10.1056/ NEJMoa2002032*

Guhl, F., Hudson, L., Marinkelle, C. J., Jaramillo, C. A., Bridge, D. (1987). Clinical *Trypanosoma rangeli* infection as a complication of Chagas' disease. *Parasitology, 94*(03), 475-484.

Guhl, F. (2001). Métodos Parasitológicos. En F. Guhl, & S. Nicholls (Ed.). *Manual de procedimientos para el diagnóstico de la enfermedad de Chagas*. (pp. 20-24). Bogotá, Colombia. Editorial Uniandes.

Gurtler, R. E., Diotaiuti, L., Kitron, U. (2008). Commentary: Chagas disease: 100 years since discovery and lessons for future. *International Journal of Epidemiology*, 37(4), 698-701.

Guzik T.J., Mohiddin S.A., Dimarco A., Patel V., Savvatis K., Marelli-Berg F.M. et al. (2020) COVID19 and the cardiovascular system: Implications for risk assessment, diagnosis, and treatment options. *Cardiovasc.Res.116:1666– 1687. doi: 10.1093/cvr/cvaa106.*

Herrera, L. (2010). Una revisión sobre reservorios de *Trypanosoma (Schizotrypanum) cruzi*. (Chagas, 2009), agente etiológico de la enfermedad de Chagas. Bol. Boletín de Malariología y Salud Ambiental, 50(3), 3-15.

Herwaldt, B., 2001. Laboratory-acquired parasitic infections from accidental exposures. *Clin. Microbiol. Rev.*, 14(4), 659-688.

Hoare, C., Wallace, F. (1966). Developmental stages of Trypanosomatid flagellates: A new terminology. *Nature, 212*, 1385.

Hoare, C. (1972). *The trypanosomes of mammals. A zoological monograph.* Oxford, England: Blackwell Scientific Publication.

Holshue M.L., DeBolt C., Lindquist S., Lofy K.H., Wiesman J., Bruce H., et al. (2020). Washington State 2019-nCoV Case Investigation Team First Case of 2019 Novel Coronavirus in the United States. *N. Engl. J. Med. 382:929–936.*

Huang C, Wang Y, Li X, Ren L, Zhao J, Hu Y, et al. (2020). Clinical features of patients infected with 2019 novel coronavirus in Wuhan. China. *Lancet. 395:497–506.*

Kalil, J., Bocchi, E.A., Cunha-Neto, E., 2000. Transplante cardíaco para tratamento da miocardiopatia chagásica. In: *Trypanosoma cruzi e doença de Chagas.* Brener, Andrade, Barral-Neto Ed. 2da Edição. Guanabara Koogan.

Kirchhoff, L. V., Gam, A. A., Gusmão, R. D. A., Goldsmith, R. S., Rezende, J. M., Rassi, A. (1987). Increased specificity of serodiagnosis of Chagas' disease by detection of antibody to the 72- and 90-kilodalton glycoproteins of *Trypanosoma cruzi*. *The Journal of Infectious Diseases, 155*(3), 561-564.

Krieger, M. A., Almeida, E., Oelemann, W., Lafaille, J. J., Pereira, J. B., Krieger, H., ... Goldenberg, S. (1992). Use of recombinant antigens for the accurate immunodiagnosis of Chagas' disease. *American Journal of Tropical Medicine and Hygiene, 46*(4), 427-434.

Lee, B., Bacon, K.M., Bottazzi, M.E., Hotez, P.J., 2013 Global economic burden of Chagas disease: a computational simulation model. *Lancet Infect. Dis.*, 13(4), 342-348.

Levin, M. J., Levitus, G., Kerner, N., Lafon, S., Schijman, A., Levy-Yeyati, P.....
Hontebeyrie-Joskowicz, M. (1990). Autoantibodies in Chagas' heart disease:
Possible markers of severe Chagas' heart complaint. *Memórias do Instituto
Oswaldo Cruz, 85*(4), 539-543.

López-Antuano, F. J., Rangel-Flores, H., Ramos, C. (2000). Diagnosis of Chagas'
disease. *Revista Latinoamericana de Microbiología. 42*(3), 121-129.

Lorca, M., Veloso, C., Muñoz, P., Bahamonde, M. I., García, A. (1995). Diagnostic
value of detecting specific IgA and IgM with recombinant *Trypanosoma
cruzi* antigens in congenital Chagas' disease. *American Journal of Tropical
Medicine and Hygiene, 52*(6), 512-515.

Lugones, H., Ledesma, O., Storino, R., Marteleur, A., Meneclier, C.R., Barbieri,
G. (1994). Chagas agudo. En: *Enfermedad de Chagas. Storino - Miley Eds.
Mosby, Doyma, Argentina.*

Luquetti, A. O., Tavare, S. B. N., Oliveira, R. A., Rocha, I. M. (1995). Perda variavel
de anticorpos anti-trypanosoma cruzi, em soros conservados durante un ano
em diferentes condições de armazenamento. *Revista de Patologia Tropical,
23*(1), 323.

Luquetti, A. O., Rassi, A. (2000). Diagnóstico laboratorial da infecçao pelo
Trypanosoma cruzi. Trypanosoma cruzi e doença de Chagas. (2ª ed.). Ed. Brener,
Andrade & Barral-Neto; Guanabara Koogan, Rio de Janeiro, pp. 344-378.

Maekelt, G.A. (1983). La epidemiología de la enfermedad de Chagas en relación
con el ecosistema domiciliario. *Interciencia, 8*(6), 353-366.

Malchiodi, E. L., Chiaramonte, M. G., Taranto, N. J., Zwirner, N. W., Margni, R.
A. (1994). Cross reactivity studies and differential serodiagnosis of human
infections caused by *Trypanosoma cruzi* and *Leishmania spp*; use of
immunoblotting and ELISA with a purified antigen (Ag163B6). *Clinical and
Experimental Immunology, 97*(3), 417-423.

Martins, AV., Versiani, V., Tupinambá, AA. (1940). Sobre 25 casos agudos de
molestia de Chagas observados en Minas Gerais. *Memoria Instituto Ezequiel
Dias*, 3-4, 1-66.

Mazza, S., Montana, A., Benitez, C., Janzi, E. (1936). Transmisión del *Schizotrypanum cruzi* al niño por leche de madre con enfermedad de Chagas. *Misión de Estudios de Patología Regional Argentina, 28,* 41-46.

Mendonça VR, Barral-Netto M. (2015). Immunoregulation in human malaria: the challenge of understanding asymptomatic infection. *Mem Inst Oswaldo Cruz;* 110:945-55.

McConville, M., Ferguson, M. A. (1993). The structure, biosynthesis and function of glycosylated phosphatidylinositol in the parasitic protozoa and higher eukaryotes. *Biochem. J. 294(2), 305-324.*

Miles, M. A., Cibulskis, R. E. (1986). Zymodeme characterization of *Trypanosoma cruzi. Parasitology Today,* 4, 94-97.

Ministerio de Sanidad y Asistencia Social (1970). Resumen informativo División Endemias Rurales. Venezuela, *MSAS, 1960 – 1969.*

Ministerio de Sanidad y Asistencia Social (1972). Informe anual 1971 *MSAS, Venezuela.*

Molina, I., Marcolino, M., Pires, M., Ramos, L., Silva, RT., Guimar²es, MH., et al (2021). Chagas disease and SARS-CoV-2 coinfection does not lead to worse in-hospital outcomes: results from the Brazilian COVID-19 Registry. *med Rxiv preprint doi:* https://doi.org/10.1101/2021.03.22.21254078.

Moncayo A. (2003). Chagas disease: Current epidemiological trends after the interruption of vectorial and transfusional transmission in the Southern Cone countries. *Memoria do Instituto Oswaldo Cruz* 98, 577-591.

Morel, C. M., Chiari, E., Camargo, E.P., Mattei, D., Romanha, A.J., Simpson, L. (1980). Strains and clones of *Trypanosoma cruzi* can be characterized by pattern of restriction endonuclease product of kinetoplasto DNA minicircles. *Proceeding Natural Academy of Science USA,* 77, 6810 - 6814.

Morel, C. M., Deane, M.P., Gonçalves, A.M. (1986). The complexity of *Trypanosoma cruzi* populations revealed by schizodeme analysis. *Parasitology Today,* 2, 97-101.

Morocoima, A., Chique, J., Zavala-Jaspe, R., Dºaz-Bello, Z., Ferrer, E., Urdaneta-Morales, S., Herrera, L. Commercial coconut palm as an ecotope of Chagas disease vectors in Northeastern Venezuela. *J. Vector Borne Dis. 47: 76-84. 2010.*

Morocoima, A., Cifuentes-Larez, A E., Delgado-Dºaz, MJ., Urdaneta-Morales, S. mamºferos cinegíticos de Venezuela: riesgos epidemiolígicos en la infección con *Trypanosoma (Schizotrypanum) cruzi. Rev. Cientif. FCV-LUZ,* 28 (1): 32-41. 2018.

Osuna, A., Rodr°guez-Cabezas, N., Boy, M., Castanys, S., Gamarro, F. (1993). The invasion mechanism of the metacyclic forms of *Trypanosoma cruzi* in non-phagocytic host cells. *Biological Research, 26*(1-2), 19-26.

Parada, H., Carrasco, H., A¿ez, N., Fuenmayor, C., Inglessis, I. (1997). Cardiac involvement is a constant finding in acute Chagas˘ disease: a clinical, parasitological and histopathological study. *International Journal of Cardiology, 60*(1), 49-54.

Parada H., Carrasco H., A¿ez N., Fuenmayor C., Arriaga A., Palacios E., Aguilera M. 1996. La enfermedad de Chagas aguda. Caracter°sticas cl°nicas, parasitol Ægicas e histopatol Ægicas. *Archivos Cardiológicos*, 16: 10-17.

Parodi A, Cozzani E. (2020). Coronavirus disease COVID 19 and Malaria. Have anti glycoprotein antibodies play a role? *Med. Hypoth.143:110036. doi: 10.1016/j.mehy.2020.110036.*

Peralta, J. M., Teixeira, M. G., Shreffler, W. G., Pereira, J. B., Burns, J. M., Sleath, P. R., Reed, S. G. (1994). Serodiagnosis of Chagas˘disease by enzyme-linked immunosorbent assay using two synthetic peptides as antigens. *Journal of Clinical Microbiology, 32*(4), 971-974.

Pereira, M. G. (1995). *Epidemiologia: Teoria e Prática*. Rio de Janeiro, Brasil: Guanabara Koogan.

Pifano, F. (1974). Estado actual de la enfermedad de Chagas en Venezuela. Focos naturales de la tripanosomiasis en el medio silvestre y su repercusiÆn en las comunidades rurales. *Foro enfermedad de Chagas, San Carlos, Cojedes, junio 19*, 23.

Rassi, A., Luquetti, A. O. (1992). Therapy and Chagas disease. In: S. Wendel, Z. Brener, M. E. Camargo, & A. Rassi (Ed.). *Chagas disease (American trypanosomiasis): Its impact on transfusion and clinical medicine.* (pp. 237-247). S²o Paulo, Brasil. Editorial ISBT

Rassi, A., Luquetti, A. O., Rassi Jr., A., Rassi, S. G., Rassi, A.G. (1992). Chagas disease- Clinical features. In: S. Wendel, Z. Brener, M. E. Camargo, & A. Rassi (Ed.). *Chagas disease (American trypanosomiasis): Its impact on transfusion and clinical medicine.* (pp. 81-101). S²o Paulo, Brasil. Editorial ISBT.

Reyes-Lugo, M., Rodr°guez-Acosta, A. (2000). Domiciliation of the sylvatic Chagas disease vector *Panstrongylus geniculatus* Latreille, 1811 (Triatominae: Reduviidae) in Venezuela. *Transaction of the Royal Society of Tropical Medicine and Hygiene*, 94, 508.

Rojas, A., Garc°a-Lugo, P., Crisante, G., A¿ez-Rojas, N., A¿ez, N. (2008). Isolation, purification, characterization and antigenic evaluation of GPI-anchored membrane proteins from *Leishmania (Viannia) braziliensis. Acta Tropica. 105, 139-144.*

Romaña, C. (1935). Acerca de un síntoma inicial de valor para el diagnóstico de la forma aguda de la enfermedad de Chagas: la conjuntivitis esquizotripanósica unilateral (hipótesis sobre puerta de entrada conjuntival de la enfermedad). *Publicación de la M.E.P.R.A., 22, 16.*

Rueda, K., Trujillo, J.E., Carranza, J.C., Vallejo, G.A., 2014. Transmisión oral de *Trypanosoma cruzi:* una nueva situación epidemiológica de la enfermedad de Chagas en Colombia y otros países suramericanos. *Biomédica,* 34, 631-641.

Schechter, M., Nogueira, N. (1988). Variations induced by different methodologies in *Trypanosoma cruzi* surface antigen profiles. *Molecular and Biochemical Parasitology, 29*(1), 37-46.

Schijman, A.G., Bisio, M., ŭ , Crisante, G., Añez, N., ŭ .,et al. (2011). International study to evaluate PCR methods for detection of Trypanosoma cruzi DNA in blood samples from Chagas disease patients, PLOS Neglected Tropical Diseases, 5(1):1-13.

Schmunis, G. (2007). The globalization of Chagas disease. *ISBT Science Series. 2*(1), 6-11.

Silva, A. M., Brodskyn, C. I., Takehara, H. A., Mota, I. (1989). Differences in the antigenic profile of bloodstream and cell culture derived trypomastigotes of *Trypanosoma cruzi. Revista do Instituto de Medicina Tropical de São Paulo, 31*(3), 146-150.

Souto, R.P., Fernandes, O., Macedo, A. M., Campbell, D. A., Zingales, B. (1996). DNA markers define two major phylogenetic lineages of *Trypanosoma cruzi. Molecular and Biochemical Parasitology, 83*(2), 141-152.

Storino, R., Miley, J. (1994). *Enfermedad de Chagas* (Tomo II). Editorial Mosby. Doyma, Buenos Aires, Argentina.

Talice, R., Costa, R.S., Rial, B., Osimani, J.J. (1940). Enfermedad de Chagas en el Uruguay. *Monografía Instituto de Higiene Facultad de Medicina, Montevideo, Monteverde. Ed. Montevideo, 349pp.*

Tarleton, R.L., Reithinger, R., Urbina, J.A., Kitron, U., Gurtler, R.E., 2007. The challenges of Chagas disease ⁻ grim outlook or glimmer of hope. PLOS Med., 4(12), e332.

Tejera, E. (1919). La tripanosomose americaine o maladie de Chagas au Venezuela. *Bulletin de la Société de Pathologie Exotique, 12,* 509-513.

Thompson, R. C. A., Lymbery, A. J. (1990). Intraspecific variation in parasites. What is a strain? *Parasitology Today,* 6, 345-348.

Tibayrenc, M., Ward, P., Moya, A., Ayala, F. J. (1986). Natural populations of *Trypanosoma cruzi*, the agent of Chagas disease, have a complex multiclonal structure. *Proceeding Natural Academy of Science USA, 83, 115-119.*

Torrealba, J. F. (1940). Resumen de la práctica del xenodiagnóstico para la enfermedad de Chagas en Zaraza (Guárico, Venezuela). *Rev. Med. Vet. Parasitol., 2,* 25-43.

Torrealba, J. F. (1954). Otros 16 casos de enfermedad de Chagas comprobados en San Juan de Los Morros. *Gaceta Médica de Caracas, 61,* 123-147.

Torrealba, J. F., Armas E. A., De Lima, A., Díaz-Vásquez, A. D., Lira, V. B., Rojas-Marroquín, I. R. (1955). Comprobación de casos agudos de enfermedad de Chagas en El Sombrero, Distrito Mellado, Estado Guárico. *Gaceta Médica de Caracas, 63,* 445-452.

Torrealba, J. F., Pieretti, R. V, Ramos, I., Díaz-Vásquez, A., Hernández-Pieretti, O. (1958). Encuesta sobre enfermedad de Chagas en la Penitenciaria General de Venezuela. *Gaceta Médica de Caracas, 67,* 19-58.

Tran TM, Li S, Doumbo S, Doumtabe D, Huang C-Y, Dia S, et al. (2013). An intensive longitudinal cohort study of Malian children and adults reveals no evidence of acquired immunity to *Plasmodium falciparum* infection. *Clin Infect Dis 57: 40-4.*

Umezawa, E. S., Nascimento, M. S., Kesper, N., Coura, J. R., Borges-Pereira, J., Junqueira A. C., Camargo, M. E. (1996) Immunoblot assay using excreted-secreted antigens of *Trypanosoma cruzi* in serodiagnosis of congenital, acute, and chronic Chagas˘ disease. *Journal of Clinical Microbiology, 34*(9), 2143-2147.

Umezawa, E. S., Nascimento, M. S., Stolf, A. M. (2001). Enzyme-linked immunosorbent assay with Trypanosoma cruzi excreted-secreted antigens (TESA-ELISA) for serodiagnosis of acute and chronic Chagas˘ disease. *Diagnostic Microbiology and Infectious Disease, 39*(3), 169-176.

Urbina, J.A., 2015. Recent clinical trials for the etiological treatment of chronic Chagas disease: Advances, challenges and perspectives. *Journal of Eukaryotic Microbiology,* 62, 149-156.

Vattuone, M., Yanovsky, J. (1971). *Trypanosoma cruzi*: agglutination activity of enzyme treated epimastigotes. *Experimental Parasitology, 30*(3), 349.

Voller, A., Draper, C., Bidwell, D., Bartlett, A. (1975). Microplate enzyme-linked immunosorbent assay (ELISA) Chagas˘ disease. *The Lancet, 305*(7904), 426-429.

Wendel, S., Gonzaga, A. L. (1993). Chagas˘disease and blood transfusion: A new World problem? *Vox Sanguinis, 64*(1), 1-12.

Wendel, S., Dias, J. C. P. (1992). Transfusion transmitted Chagas disease. In: Chagas disease (American Trypanosomiasis): its impact on transfusion and clinical medicine. ISBT Brazil'92.

Willis, SJ., Eberhardt, K., Randall, L., De Maria, A., Brown, C., Madoff, L., et al. (2021). The evolving nature of syndromic surveillance during the COVID-19 pandemic in Massachusetts. *Abstracts OFID, 8 (suppl.1). S695.*

WHO Technical Report Series. Control of Chagas disease. (2002). Report of a WHO Expert Committee, Geneva, *World Health Organization Technical Report Series 905.*

WHO/PAHO, 2021. Coronavirus Disease (COVID-19). Pandemic Situation in the Region of the Americas. Weekly Reports Update.

WØlfel R., Corman V.M., Guggemos W., Seilmaier M., Zange S., Mædler M.A., et al. (2020) Virological assessment of hospitalized patients with COVID-2019. *Nature. 2020 doi: 10.1038/s41586-020-2196-x.*

World Bank (1993). *World Development Report. Investing in Health. Oxford University Press, New York, 329 pp.*

Zaidel E.J., Forsyth C.J., Novick G., Marcus R., Ribeiro A.L.P., Pinazo M.J., et al (2020). COVID-19: Implications for People with Chagas Disease. *Glob. Heart. 15:69. doi: 10.5334/gh.891.*

Zeigler C., Allon S, Nyquist S, Shalek A, Ordovas-Montanes J. et al. (2020). SARS-CoV-2 Receptor ACE2 is an interferon-stimulated gene in human airway epithelial cells and is detected in specific cell subsets across tissues. *Cell. 181,1016–1035. https://doi.org/10.1016/j.cell.2020.04.035*

ZeledÆn, R. (1974). Epidemiology, modes of transmission and reservoirs host of Chagas˘ disease. In K. Elliott, M. O'Connor. y G. E. W. Wolstenholme (Ed.). *Ciba, Foundation Symposium 20 - Trypanosomiasis and Leishmaniasis (With Special Reference to Chagas disease).* (pp. 51-85). *Amsterdam, Holland, Associated Scientific Publishers.*

Zingales, B., Andrade, S. G., Briones, M. R., Campbell, D. A., Chiari, E., Fernandes, O. ...Schijman, A. G. (2009). A new consensus for *Trypanosoma cruzi* intraspecific nomenclature: second revision meeting recommends TcI to TcVI. *Memorias do Instituto Oswaldo Cruz* ,104(7), 1051-1054.

Zhou F, Yu T, Du R, Fan G, Liu Y, Liu Z, et al. (2020). Clinical course and risk factors for mortality of adult inpatients with COVID-19 in Wuhan, China: A retrospective cohort study. *Lancet. 395(10229): 1054–1062. DOI: https://doi.org/10.1016/S0140-6736(20)30566-3.*

9. Información sobre el autor

RESUMEN CURRICULAR

NESTOR AÑEZ

Med. Vet-LUZ-, M.Sc. ULA-Venezuela. D.I.C., Ph. D. y Actividad Post-Doctoral: Imperial College, Universidad de Londres-Inglaterra. Profesor Titular Facultad de Ciencias Universidad de Los Andes (ULA)-Mérida-Venezuela. Director Investigaciones Parasitológicas "J.F. Torrealba", Facultad de Ciencias-ULA (1982-). Profesor visitante Imperial College of Science, Technology and Medicine (1993-1994). Secretario Local para Venezuela de la Royal Society of Tropical Medicine & Hygiene, Londres, UK (1991-2.009). Doctor Honoris Causa en Ciencias de la Salud, Universidad "Francisco de Miranda" (2007). Premio Nacional de Ciencia, Tecnología e Innovación (2017). Premio Nacional al Mejor Trabajo Científico en Ciencias de la Salud (2015, 2016). Premio Nacional al Mejor Trabajo Científico en Biología (1993, 1999). Premio Regional en Ciencia y Tecnología 2005-FUNDACITE-Mérida. Premio "Dr. Francisco De Venanzi" en Biología y Ciencias Médicas -ULA (2001). Líneas de Investigación: Aspectos Bioecológicos y Epidemiológicos sobre Enfermedad de Chagas y Leishmaniasis. Miembro activo de 10 asociaciones científicas. Evaluador de revistas científicas (10). Actividad docente y supervisor de tesis de estudiantes de pre y postgrado (1981-). Autor de 156 artículos científicos, 120 Resúmenes de Congresos y 100 conferencias sobre líneas de investigación descritas. Publicaciones relevantes: 1. Añez et al. (1999). Myocardial parasite persistence in chronic chagasic patients. Am J Trop Med Hyg, 60 (5):726-732. 2. Añez et al. (2015). A follow up study of chagasic patients with special reference to Trypanosoma cruzi persistence and criteria of Chagas disease cure. Int J Clin Med Res, 2(3):20-29. 3. Añez et al (2020). Update on Chagas disease in Venezuela during the period 2003-2018. A Review. Acta Tropica, 203 105310. http://doi.org/10.106/j.actatropica,2019105310. 4. Añez (2020). Chagas disease in Venezuela: from neglected to reemerging infection. A critical review. CientMed, 1(2):1-10. 5. Añez & Crisante (2021). The tissue specific tropism in Trypanosoma cruzi. Is it true? Acta Tropica, 213 (2021)105736. https://doi.org/10.1016/j.actatropica.2020.105736.

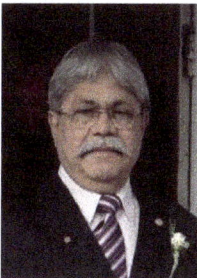

10. Comentarios sobre la obra

El texto del Dr. N. A¿ez, explica en forma concisa y holºstica los diversos aspectos de la enfermedad de Chagas y su agente causal, *Trypanosoma cruzi*, asº como las repercusiones sanitarias y sociales de esta dolencia en Venezuela, con una introducciÆn inspiradora para adentrarse en las particularidades clºnicas y fisiopatolÆgicas de esta dolencia.
Este escrito debe ser de obligada lectura para todo un espectro de profesionales prestadores de la salud, desde estudiantes de medicina, de enfermerºa, y bioan®lisis, hasta m¶dicos clºnicos practicantes, o de postgrado en enfermedades infecciosas, medicina interna, cardiologºa, patologºa, sanitaristas, y medicina familiar, entre otras especialidades.

Rafael Rangel Aldao *Médico-Cirujano, M.Sc. PhD*
Invitado de Cortesía, Academia Nacional de Medicina

Caracas, 2 de julio 2021

El autor hace un abordaje integral sobre la problem®tica de la enfermedad de Chagas en su ciclo natural, referencia la biologºa del par®sito, transmisores, reservorios naturales, condiciones ecolÆgicas favorables para el mantenimiento de esta protozoosis, y la infecciÆn en el hospedador humano puntualizando las alteraciones fisiolÆgicas generadas en la economºa morfofuncional humana. Asºmismo, menciona, analiza y detalla las t¶cnicas diagnÆsticas inmunolÆgicas y moleculares disponibles, los aspectos ecoepidemiolÆgicos relacionados con la infecciÆn, la infecciÆn inaparente y el manejo terap¶utico de la infecciÆn chag®sica. La informaciÆn contenida, convierte el presente libro en un material de obligatoria consulta para estudiantes de pre y posgrado de ciencias biolÆgicas y de ciencias de la salud, o de investigadores noveles con la intenciÆn de incursionar en este campo del saber.

Dr. José Yancarlos Yépez Hurtado *Médico-Cirujano, M.Sc. DCM*
Exrector Universidad Nacional Experimental
"Francisco de Miranda"

Coro, 3 de septiembre 2021

Agradecimientos

La realización de esta obra solo fue posible por el concurso y el esfuerzo de muchas personas e instituciones involucradas a través del tiempo en el estudio y comprensión de la enfermedad de Chagas, quienes transmitieron al autor, desde sus distintos roles, la inquietud y la necesidad de expresar el conocimiento científico con pertinencia social. Esto incluye a maestros, colegas, discípulos y colaboradores, pero, sobre todo, a los pacientes de diferentes regiones donde la enfermedad de Chagas es endémica, protagonistas estelares de este esfuerzo.

Es justo reconocer las enseñanzas recibidas de J.V. Scorza, Cecilia de Scorza (Universidad de Los Andes-ULA), P.C.C. Garnham (Imperial College, University of London) quienes señalaron el sendero y estimularon nuestra curiosidad científica. Es realmente un privilegio haber compartido años de experiencia sobre miocardiopatía chagásica con H.A. Carrasco, D. Dávila, H. Parada, F. Sánchez, en diferentes unidades cardiológicas del occidente de Venezuela. Mención especial merecen mis más cercanas colaboradoras, Gladys Crisante y Agustina Rojas, discípulas, colegas y motores esenciales en el accionar del trabajo aquí reflejado, incansables en la actividad de campo y laboratorio y protectoras de la honestidad del resultado de cada paciente muestreado.

Agradezco, asimismo, a mis estudiantes del post grado en Protozoología, por su interés en generar nuevos conocimientos. Las discusiones generadas dentro y fuera del claustro universitario, están plasmadas en este esfuerzo como sello imperecedero de una relación de mutuo aprendizaje. Gracias por haber estado y compartido inquietudes.

Profundo agradecimiento para Prof. Dra. M.M.G. Teixeira y Prof. Emérito Dr. E.F. Plessman de Camargo de Instituto de Ciencias Biomédicas II (Universidade de São Pulo, Brasil) por permitir compartir conocimiento sobre Biología Molecular y Filogenia de *Trypanosoma cruzi* y siempre apoyar nuestro grupo de trabajo.

El autor agradece a los revisores de esta obra, Dr. R. Rangel-Aldao, miembro de la Academia Nacional de Medicina y exeditor de CientMed, revista oficial de la ANM, Prof. Dr. J.A. Osuna-Ceballos, ExVicerrector de la ULA, Miembro de la ANM, Dr. J.Y. Yépez, Médico Tropicalista, Exrector de la Universidad Nacional Experimental "Francisco de Miranda", quienes hicieron posible con sus bienintencionadas críticas mejorar el texto original.

En una obra como esta no es posible dejar de manifestar nuestro agradecimiento al Sr. Marcos Aguilera, ex trabajador de Malariología, perteneciente al místico ejercito formado por nuestro Arnoldo Gabaldón, quien cargó con nosotros por los lugares más intrincados en busca de personas sospechosas de sufrir enfermedad de Chagas en el llano venezolano.

Agradezco a FONACIT, CDCHTA-ULA, Vicerrectorado Administrativo de la Universidad de Los Andes, por el apoyo financiero recibido para hacer posible las investigaciones cuyos resultados se expresan en esta publicación.

Finalmente, agradezco a mi esposa y a mis hijos por la comprensión de las constantes ausencias generadas por la necesidad de enriquecer mi conocimiento sobre esta dolencia que afecta a muchos y preocupa o importa a muy pocos…

A todos mil gracias.

El autor

www.ingramcontent.com/pod-product-compliance
Lightning Source LLC
Chambersburg PA
CBHW061835220326
41599CB00027B/5285